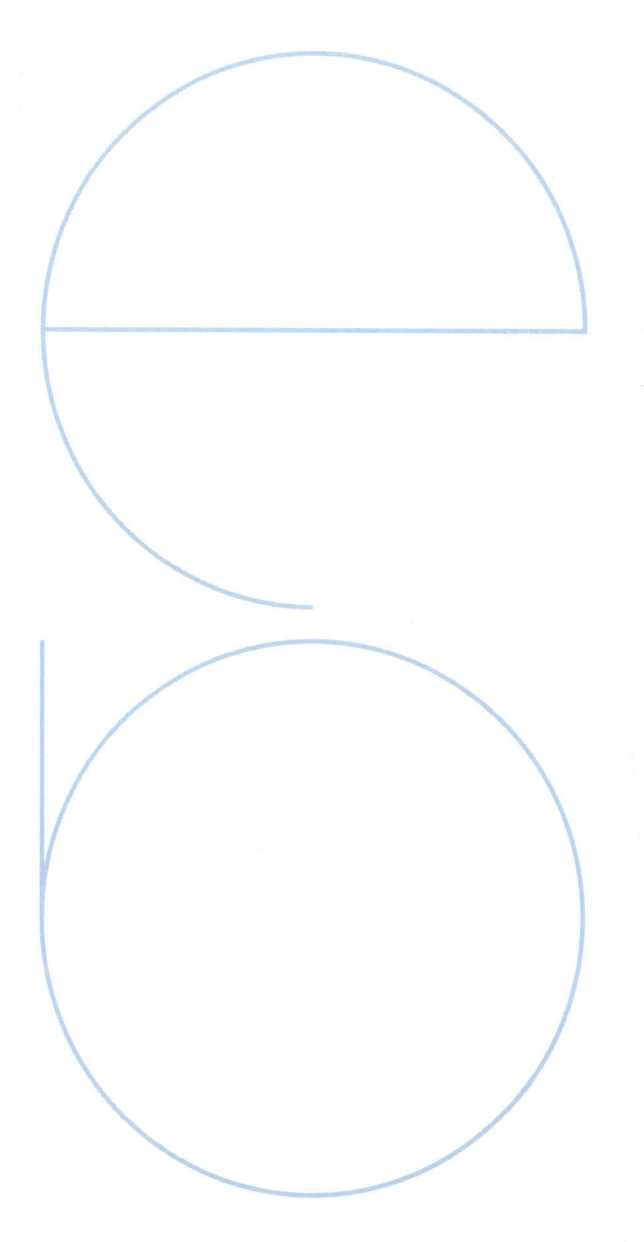

ESKKA BASIC SERIES

エスカベーシック
生化学

奈良信雄 [著]

同文書院

『エスカベーシック・シリーズ』の刊行にあたって

　今，管理栄養士・栄養士を取り巻く環境は激変している。2000年3月の「栄養士法」改正により，とりわけ管理栄養士は保健医療分野の重要な担い手に位置づけられた。しかし，現代の大きなテーマとなっている「食の安全」や国民の「健康保持活動」の分野で，管理栄養士・栄養士が十分な役割を果たしているかは意見が分かれるところである。

　同文書院では，2002年8月に「管理栄養士国家試験出題基準（ガイドライン）」が発表されたのを受けて，『ネオエスカ・シリーズ』を新ガイドラインに対応して全面的に改訂し，より資質の高い管理栄養士の育成を目指す教科書シリーズとしての強化を図ってきた。

　『エスカベーシック・シリーズ』は，『ネオエスカ・シリーズ』のいわば兄弟版として位置づけ，ガイドラインの「社会・環境と健康」「人体の構造と機能および疾病の成り立ち」「食べ物と健康」「基礎栄養学」「応用栄養学」「臨床栄養学」「公衆栄養学」「栄養教育論」「給食管理」の各分野の基本を徹底的に学ぶことに焦点をあて，応用力があり，各職域・現場で即戦力になりうる人材の養成を目指すことにした。

　本シリーズは『ネオエスカ・シリーズ』と同様，"基本的な事項を豊富な図表・イラストと平易な文章でわかりやすく解説する"とのコンセプトは踏襲しているが，より一層「コンパクト」に「見やすく」したのが最大の特徴で，内容もキーワードを網羅し，管理栄養士・栄養士養成施設校のみならず，栄養を学ぶすべての関係者に活用いただけるものと，自負している。

2008年4月

監修者代表
(株)同文書院

執筆者紹介

奈良信雄（なら・のぶお）
東京医科歯科大学
医歯学教育システム研究センター長
大学院医歯学総合研究科臨床検査医学分野教授

まえがき

　栄養は，人間が健康的な生活を楽しむうえでもっとも重要で，かつ基本となる。すなわち，必要不可欠な栄養素を適正に摂取することにより，人間は健康で快適な生活を送ることができる。逆に，栄養素が不足したり，多すぎたりすると，健康を維持することができず，寿命を短縮してしまうことになりかねない。

　栄養士は，国民が適正な栄養生活を送って健康を維持し，さらに増進するよう，指導し，実践する立場にある。この重大な役割を果たすには，栄養学に精通することはもちろんであるが，生物としての人間の特性についても十分に理解し，かつ栄養素の過不足による疾病に関する知識をもっておくことが要求される。

　こうした観点から，本書では，人体の構造と機能を解説し，代表的な疾病の成り立ちについて概略を述べることにした。その内容は厚生労働省の管理栄養士国家試験出題基準（ガイドライン）に準拠し，「人体の構造と機能及び疾病の成り立ち」に関する事項を網羅することにした。ここでは，従来の解剖学，生理学，生化学，さらに病理学および臨床医学が包括されている。栄養士にとっては，人間を全体像としてみることが重要であるとの観点に立って，このようなガイドラインになっている。本書はガイドラインに従い，生化学で履修される部分を網羅することにした。生化学の教科書として，また管理栄養士国家試験を目指して学習する際の基本的な参考書としても使用できるよう配慮している。

　栄養士養成校で勉学に励まれる学生諸君，管理栄養士を目指して受験を志す方々，また現場で栄養士としてご活躍の方々に，ぜひ本書をご活用していただき，国民の栄養生活の向上に貢献していただきたいと切望する。

　本書の企画，編集には同文書院編集部の多大なご尽力をいただいた。ここに深謝する。

　2008年4月

奈良信雄

contents ■もくじ

まえがき　iii

chapter 1　人体の構成　1

1．生体成分　1
1）人体の構成元素　1
2）人体の化学組成　1

2．生化学的方法の概要　2
1）生体分子の分離，精製方法　2
2）生体分子の構造決定方法　2

◆ 演習問題　3

chapter 2　タンパク質，酵素の構造と機能　5

1．アミノ酸　6
1）種類と構造　6
2）性　質　6

2．ペプチド　6
1）ペプチド結合の性質　6
2）生理活性ペプチド　8

3．タンパク質　8
1）分　類　8
2）高次構造　8

4．酵　素　10
1）一般的性質　10
2）特異的性質　11
3）酵素活性の調節　12

◆ 演習問題　13

chapter 3　糖質と脂質　15

1．糖質の化学　15
1）単糖類　15
2）少糖類　18
3）多糖類　20
4）複合糖質　21

2．脂質の化学　21
　　　　1）単純脂質　23
　　　　2）複合脂質　24
　　　　3）誘導脂質　27
◆　演習問題　30

chapter 4　生体エネルギー学　31

　　1．ATPの役割　31
　　　　1）自由エネルギー　31
　　　　2）同化，異化　32
　　　　3）高エネルギーリン酸化合物　32
　　2．生体酸化　32
　　　　1）酸化還元酵素　32
　　　　2）活性酸素　35
　　3．電子伝達系と酸化的リン酸化　35
　　　　1）電子伝達系（呼吸鎖）　35
　　　　2）ATP合成酵素　36
　　　　3）化学浸透圧説と脱共役剤　36
◆　演習問題　38

chapter 5　中間代謝の概要　39

　　1．代謝経路　40
　　　　1）糖質代謝　40
　　　　2）脂質代謝　40
　　　　3）アミノ酸代謝　41
　　2．代謝経路の調節　41
　　　　1）平衡反応，非平衡反応　41
　　　　2）アロステリック機構　42
　　　　3）ホルモン機構　43
◆　演習問題　44

chapter 6　糖質の代謝　45

　　1．解糖系（エムデン-マイヤーホフ経路）　49

2．クエン酸回路（クレブス回路，TCAサイクル）　49
　　1）クエン酸回路の概略　50
　　2）クエン酸回路の反応　51
　　3）クエン酸回路でのエネルギー産生　51
3．五炭糖リン酸経路（ペントースリン酸経路，ヘキソースリン酸分路）　52
4．糖新生と血糖調節　53
　　1）糖新生　53
　　2）血糖調節　54
5．グリコゲン代謝　57
　　1）グリコゲンの分解　57
　　2）グリコゲンの合成　59
　　3）グリコゲン分解・合成の調節　59
6．ほかの六炭糖の代謝　59
　　1）フルクトースの代謝　59
　　2）ガラクトースの代謝　61
　　3）ウロン酸経路　61
◆ 演習問題　62

chapter 7　脂質の代謝　63

1．脂質の消化，吸収，輸送　63
　　1）脂質の輸送　65
　　2）血漿リポタンパク質の代謝　67
2．脂肪酸の生合成　69
　　1）飽和脂肪酸の合成　69
　　2）脂肪酸炭素鎖の伸長　69
　　3）不飽和脂肪酸の合成　70
3．脂肪酸の酸化　70
　　1）β酸化　70
　　2）ω酸化　72
　　3）α酸化　72
　　4）不飽和脂肪酸の代謝　72
　　5）ケトン体の代謝　72

 4．トリグリセリドの代謝　　73
  1）トリグリセリドの生合成　　74
  2）トリグリセリドの分解　　74
 5．リン脂質，糖脂質の代謝　　75
  1）リン脂質の代謝　　75
  2）糖脂質の代謝　　77
 6．コレステロールの代謝　　78
  1）コレステロールの生合成　　78
  2）コレステロールの代謝　　78
 7．エイコサノイドの代謝　　80
◆ 演習問題　　81

chapter 8　タンパク質，アミノ酸の代謝　　83

 1．タンパク質の消化吸収　　83
 2．タンパク質の代謝　　84
  1）タンパク質の合成　　84
  2）タンパク質の分解　　84
  3）窒素出納　　84
 3．アミノ酸の代謝　　86
  1）アミノ基の離脱　　86
  2）アミノ基の処理──尿素合成　　88
  3）アミノ酸の炭素骨格の代謝　　88
  4）アミノ酸の生合成　　90
  5）アミノ酸からの生理活性物質の合成　　90
  6）アミノ酸代謝異常　　93
 4．臓器別のタンパク質代謝　　93
◆ 演習問題　　95

chapter 9　情報高分子の構造と機能　　97

 1．ヌクレオチド　　97
  1）塩　基　　97
  2）五炭糖　　99
  3）ヌクレオシド，ヌクレオチド　　99

4）核酸の鎖状構造　100
　2．プリン・ピリミジンヌクレオチドの代謝　100
　　　1）核酸の消化，吸収　100
　　　2）プリンヌクレオチドの合成　100
　　　3）ピリミジンヌクレオチドの合成　101
　3．遺伝子，核酸　102
　　　1）染色体（クロモソーム）　102
　　　2）遺伝子　102
　　　3）DNA　102
　　　4）RNA　103
　4．タンパク質生合成　106
　5．遺伝子発現の調節　108
　6．遺伝子操作　108
◆ 演習問題　109

chapter 10　栄養と代謝　111

　1．タンパク質，酵素，糖質，脂質，核酸の構造と機能　111
　2．生体エネルギー学，中間代謝の概要，糖質・脂質・タンパク質の代謝　111
　　　1）生体エネルギー論　111
　　　2）中間代謝　112
　　　3）糖質，脂質，タンパク質の代謝　113
　3．消化・吸収，エネルギー代謝，
　　　糖質・脂質・タンパク質・ビタミン・ミネラルの栄養　114
　　　1）消化，吸収　114
　　　2）エネルギー代謝　116
　　　3）糖質，脂質，タンパク質，ビタミン，ミネラルの栄養　116

　4．栄養と代謝に関わるホルモン　120
　　　1）膵臓のホルモン　120
　　　2）消化管ホルモン　120
◆ 演習問題　123

　　　さくいん　125

chapter 1 人体の構成

〈学習のポイント〉
① 人体を構成する主な元素は，酸素（O），炭素（C），水素（H），窒素（N）である。
② 人体を構成する元素には上記のほかに，カルシウム（Ca），リン（P），微量元素などがある。
③ ヒトのからだの約60％は水で，タンパク質が14〜19％程度である。

1. 生体成分

1) 人体の構成元素

　地上にある物質のすべては元素からできている。ヒトのからだを構成している元素はおよそ20種類あり，95％以上は有機元素といわれる酸素（O），炭素（C），水素（H），窒素（N）である（表1-1）。ついでカルシウム（Ca）とリン（P）が骨の主成分として多く，ほかにはカリウム（K），イオウ（S），ナトリウム（Na），塩素（クロール；Cl），マグネシウム（Mg），鉄（Fe）などの元素が微量ながらも含まれ，人体にとって重要な役割を果たしている。

2) 人体の化学組成

　ヒトのからだのおよそ60％は水で，残りはタンパク質，脂質，糖質，無機質からできている（表1-2）。
　水は多くの物質を溶かして運搬したり，pHや浸透圧を保ち，多くの生化学的反応を行う場になっているなど，生命を維持していくのにきわめて大切な役割を果たしている。
　水のほかには，タンパク質が14〜19％程度含まれ，筋肉など人体の構成成分となっている。
　また，脂質と糖質は個人差は大きいが多く含まれ，これらはエネルギー源となって生命の活動を支えたり，細胞膜を構成するなど，基本的な成分となっている。無機質は5〜6％含まれ，骨組織などの主要成分になっている。
　なお，ヒトは生命活動を円滑に営むために食事で栄養素を補給している。ところが，食事で摂取する栄養素の約70％は糖質で，タンパク質が約18％，脂質が約13％で，生体成分の割合とはかなり異なっている。これは，摂取した栄養素がエネルギー源となって消費されたり，体内でほかの

表1-1　人体における元素の組成

	(％)		(％)
酸素　　　　（O）	65.0	塩素　　　　（Cl）	0.15
炭素　　　　（C）	18.0	マグネシウム（Mg）	0.05
水素　　　　（H）	10.0	鉄　　　　　（Fe）	0.004
窒素　　　　（N）	3.0	銅　　　　　（Cu）	0.00015
カルシウム（Ca）	2.0	マンガン　　（Mn）	0.00013
リン　　　　（P）	1.1	ヨウ素　　　（I）	0.00004
カリウム　　（K）	0.35	コバルト　　（Co）	超微量
イオウ　　　（S）	0.25	亜鉛　　　　（Zn）	超微量
ナトリウム（Na）	0.15	モリブデン　（Mo）	超微量

資料）Whiteら：Principles of Biochemistry, 1959

表1-2 ヒトの生体成分

	(%)
水	61.6
タンパク質	17.0
脂質	13.8
糖質	1.5
無機質	6.1

資料）Davidson SD, Passmore R, Brock JF：Human Nutrition and Dietetics, 5th ed. Churchill Livingstone, 1973. より改変

表1-3 生体分子を分離，精製するための方法

- 塩類による分画法（たとえば，硫酸アンモニウムによる沈殿）
- クロマトグラフィ
    濾紙
    イオン交換（アニオン，カチオン交換）
    アフィニティ
    薄層
    ガス液体
    高圧液体
- ゲル濾過
- 電気泳動
    濾紙
    高電圧
    アガロース
    セルロースアセテート
    デンプンゲル
    ポリアクリルアミド
    SDSポリアクリルアミド
- 超遠心分離

成分に転換されたりするためである。

2. 生化学的方法の概要

生体を構成する分子は，生化学的な方法で分離，精製して構造を決定し，機能と代謝を分析する。

1) 生体分子の分離，精製方法

生体分子を分離し精製するには，目的とする分子に対応してさまざまな方法が使い分けられる（表1-3）。

脂質はガス液体クロマトグラフィや薄層クロマトグラフィを用いて分離，精製される。生体膜やタンパク質の分析には，ドデシル硫酸ナトリウム-ポリアクリルアミドゲル電気泳動法（SDS-PAGE）が用いられる。不溶性のタンパク質は界面活性剤のSDSによってまず可溶化してから電気泳動が行われる。

2) 生体分子の構造決定方法

生体を構成する分子の構造は，目的とする成分を抽出して分離し，精製したうえで決定される。

活性の特異性がある酵素を用いると，その作用によって物質の分子の構造を解明するのに役立つ。タンパク質や糖タンパク質のように複雑な糖鎖構造をもつものには，質量分析や核磁気共鳴（NMR）スペクトル分析などが使われる。タンパク質，酵素，DNAの二重らせん構造などの詳細な構造を分析するには，X線回折や結晶解析などの方法が用いられる。

◆演習問題

問題1． 水が人体に占める容積比率はどのくらいか。
    (a) 20％   (b) 40％   (c) 60％
    (d) 80％   (e) 96％

問題2． 人体を構成する元素のうち，もっとも多いのはどれか。
    (a) 酸素   (b) 炭素   (c) 水素
    (d) 窒素   (e) カルシウム

問題3． 生体において無機質成分はおよそどのくらいか。
    (a) 2％   (b) 6％   (c) 8％
    (d) 15％   (e) 30％

◎解　答
問題1．(c) ▶ p.1参照
問題2．(a) ▶ p.1参照
問題3．(b) ▶ p.1参照

chapter 2 タンパク質，酵素の構造と機能

〈学習のポイント〉

① タンパク質はからだの構成成分となるほか，酵素，物質の輸送，代謝の調節，生体防御などの働きをもつ。
② タンパク質をつくるアミノ酸は，約20種類ある。
③ アミノ酸がペプチド結合して，タンパク質がつくられる。
④ タンパク質には，アミノ酸だけからつくられる単純タンパク質と，糖や脂質などを含む複合タンパク質がある。
⑤ 酵素はタンパク質と補助因子からできており，基質を結合して反応する。
⑥ 酵素には，基質特異性，pH依存性，温度依存性がある。

タンパク質は筋肉をつくるなど，からだを構成する基本的な成分の1つである。このほかにも，酵素として生体内における化学反応を触媒したり，酸素や鉄などの物質を体内で運搬したり，ホルモンとして生体の代謝を調節したり，さらに抗体として生体を防御するのに役立つなど，スムーズに生命活動を営むうえでいくつもの重要な働きを担っている（表2-1）。

タンパク質はアミノ酸が連なってできている。分子量が1万よりも大きいか，アミノ酸が100個以上結合してできているものを，一般にタンパク質という。それより小さなものはペプチドと呼ぶ。

表2-1 タンパク質の機能的分類

収縮タンパク質	筋肉の収縮，細胞の運動	筋肉タンパク質（アクチン，ミオシン）
構造タンパク質	結合組織など	コラーゲン，エラスチン，ケラチンなど
酵　素	生体内触媒	AST，ALT，LD，アミラーゼなど
輸送タンパク質	生体内物質輸送	ヘモグロビン，トランスフェリン，リポタンパクなど
調節タンパク質	代謝調節	ペプチドホルモン，インスリンなど
防御タンパク質	免疫，防御反応	免疫グロブリン，フィブリン，インターフェロンなど

1. アミノ酸

タンパク質をつくっている構造上の基本単位はアミノ酸である。アミノ酸には約20種類あり，それらが連なる配列構造と，特異的な高次構造によって，それぞれのタンパク質に特有な物理化学的性質が決められる。

1) 種類と構造

アミノ酸は，炭素原子（C）にアミノ基（－NH_2）とカルボキシル基（－COOH）が結合し，さらに水素原子と，各アミノ酸にそれぞれ特有な側鎖もしくは残基（－R）がついている（図2－1）。天然のタンパク質の原料になるアミノ酸には20種類あり，側鎖の性質にもとづいて分類されている（表2－2）。アミノ酸をあらわす場合は，3文字か1文字の記号で略記することが多い。

2) 性　質

アミノ酸は一般に無色の結晶で，水に溶けやすい。プロリン（Pro）とヒドロキシプリン（Hyp）以外はアルコールやエーテルには溶けない。水溶液中ではアミノ基とカルボキシル基がともに解離し，両性電解質となっている。陽イオンと陰イオンの荷電数が等しくなるpHを，そのアミノ酸の等電点という。

2. ペプチド

1) ペプチド結合の性質

2つのアミノ酸が結合する場合は，1つのアミノ酸のカルボキシル基のOHと，ほかのアミノ酸のアミノ基のHが脱水縮合（水の分子H_2Oが1個とれて結合すること）する（図2－2）。この結合様式をペプチド結合といい，2つのアミノ酸が結合したものをジペプチドと呼ぶ。アミノ酸が次々

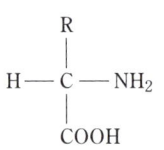

図2-1　アミノ酸の基本構造

図2-2　アミノ酸のペプチド結合

表2-2 アミノ酸の種類

性質		名称	3文字表記	1文字表記	側鎖の構造*
中性		グリシン	Gly	G	—H
親水性	正電荷をもつ	ヒスチジン	His	H	—CH_2—(イミダゾール環)
		リジン	Lys	K	—$(CH_2)_4$—NH_2
		アルギニン	Arg	R	—$(CH_2)_3$—NH—C(=NH)—NH_2
	正電荷をもつ	アスパラギン酸	Asp	D	—CH_2—COOH
		グルタミン酸	Glu	E	—CH_2—CH_2—COOH
	アミドを含む	アスパラギン	Asn	N	—CH_2—CO—NH_2
		グルタミン	Gln	Q	—CH_2—CH_2—CO—NH_2
	ヒドロキシル基を含む	セリン	Ser	S	—CH_2OH
		トレオニン	Thr	T	—CH(OH)—CH_3
疎水性	芳香環をもつ	フェニルアラニン	Phe	F	—CH_2—(フェニル基)
		チロシン	Tyr	Y	—CH_2—(フェニル基)—OH
		トリプトファン	trp	W	—CH_2—(インドール基)
	硫黄を含む	メチオニン	Met	M	—CH_2—CH_2—S—CH_3
		システイン	Cys	C	—CH_2—SH
	脂肪族の性質をもつ	アラニン	Ala	A	—CH_3
		ロイシン	Leu	L	—CH_2—CH(CH_3)$_2$
		イソロイシン	Ile	I	—CH(CH_3)—CH_2—CH_3
		バリン	Val	V	—CH(CH_3)$_2$
		プロリン	Pro	P	HN—(環)—COOH

*プロリンは全構造を示す。

とペプチド結合でつながると，アミノ酸はカルボキシル基の方向に伸びていき，大きな分子がつくられる。

アミノ酸が2〜数十個ほど結合したものをオリゴペプチド（または単にペプチド）といい，それよりも多くのアミノ酸が結合したものがポリペプチド，すなわちタンパク質である。アミノ酸の平均分子量は110なので，多くのタンパク質の分子量は1万5,000〜6万である。

2）生理活性ペプチド

ペプチドには，生体内でさまざまな生理活性を示すものがある。

たとえば，アミノ酸が3個結合したトリペプチドには，酸化還元反応に関与するグルタチオンや，下垂体からの甲状腺刺激ホルモン（TSH）の分泌を促す甲状腺刺激ホルモン放出ホルモン（TSH-RH）がある。9個のアミノ酸が結合したノナペプチドとしては，血圧の上昇や利尿を抑制する作用をもつバソプレシン（抗利尿ホルモン）や，陣痛を催させたり，乳汁分泌を促進するオキシトシンがある。また，30個のアミノ酸からなるB鎖と，21個のアミノ酸からなるA鎖が－S－S－結合で結合したポリペプチドのインスリンは，糖の代謝を亢進し，血糖値を下げる作用がある。

3. タンパク質

1）分 類

タンパク質は，構成成分，分子状の形態，溶解性，生理的機能などの面から分類される。

(1) 構成成分による分類

アミノ酸だけからつくられている単純タンパク質と，アミノ酸以外に，糖，脂質，金属などを含む複合タンパク質とに大きく分類される。複合タンパク質には，次のようなものがある。

- 糖タンパク質：糖を4％以上含むタンパク質
- リポタンパク質：脂質を含むタンパク質
- 金属タンパク質：金属を含むタンパク質（Fe^{3+}を含むフェリチンなど）
- 色素タンパク質[*1]：タンパク質に色素が結合したもの（有機化合物のヘムが結合したヘモグロビンなど）。
- 核タンパク質：核酸と結合したタンパク質。塩基性核タンパク質（ヒストン）と酸性核タンパク質がある。

(2) 分子状の形態による分類

タンパク質の立体構造からは，線維状タンパク質（コラーゲン，エラスチン，ミオシンなど）と球状タンパク質（アルブミン，グロブリン，酵素タンパク質など）に分けられる。線維状タンパク質は生体の構成成分となるものが多く，球状タンパク質は生理機能を発揮するものが多い。

(3) 溶解性による分類

タンパク質を，水，塩類溶液，酸，アルカリ，アルコールなどに対する溶解性から分類するもので，タンパク質を分離抽出したり，精製するときに利用される。

(4) 生理的機能による分類

機能による分類はタンパク質のもつ特徴的な生理的機能に応じて，表2-1のように分類される。

2）高次構造

タンパク質は，遺伝子のもつ情報に従ってアミノ酸が結合してできる。このアミノ酸の配列順序を一次構造という。一次構造は，さらに立体的に複雑な二次〜四次構造をつくり，それぞれのタンパク質に特有な構造によって固有の機能を発揮することができる（図2-3）。

なお，一次構造に比べて高次構造は，熱，凍結，酸，アルカリ，有機溶媒，界面活性剤などの影響を受けてくずれやすく，活性を失いやすい。こうなった状態をタンパク質の変性という。変性には

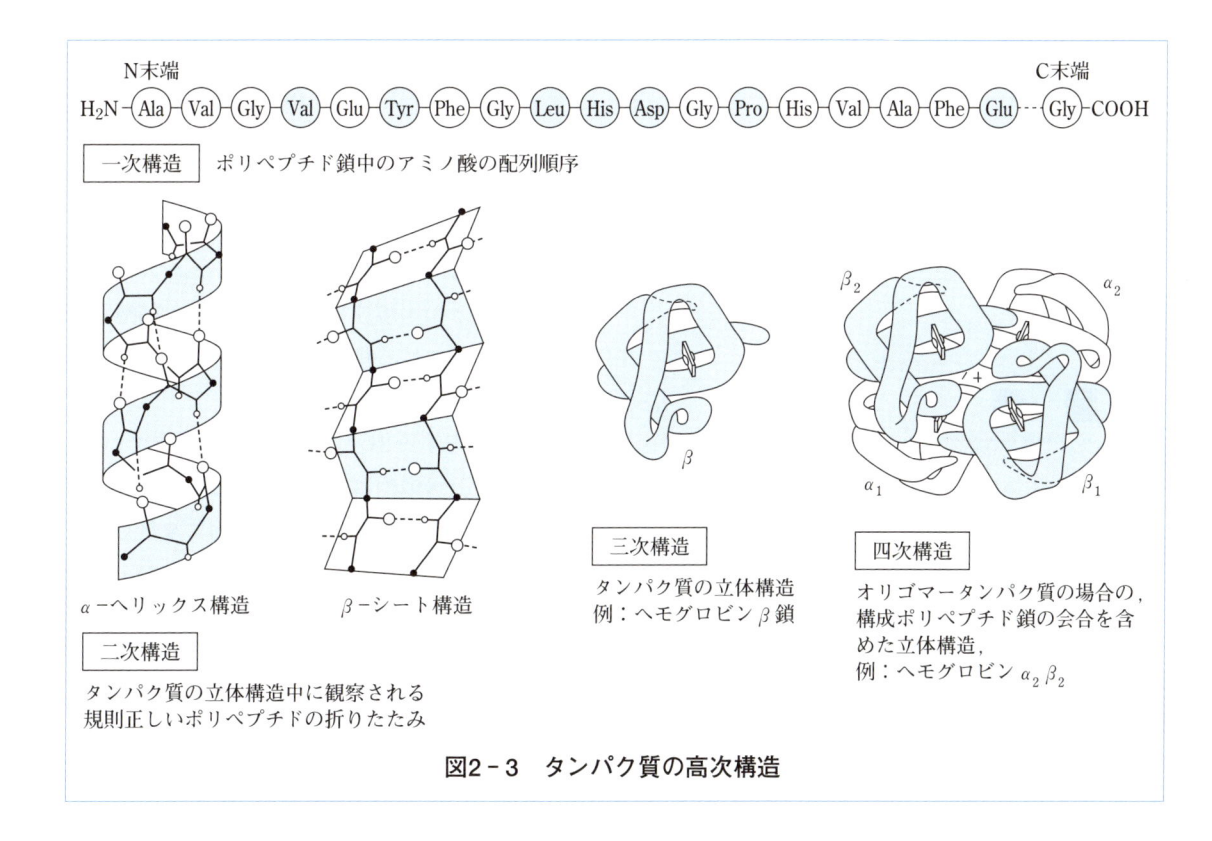

```
N末端                                                                              C末端
H₂N-(Ala)-(Val)-(Gly)-(Val)-(Glu)-(Tyr)-(Phe)-(Gly)-(Leu)-(His)-(Asp)-(Gly)-(Pro)-(His)-(Val)-(Ala)-(Phe)-(Glu)---(Gly)-COOH
```

一次構造　ポリペプチド鎖中のアミノ酸の配列順序

α-ヘリックス構造　　β-シート構造

三次構造
タンパク質の立体構造
例：ヘモグロビンβ鎖

四次構造
オリゴマータンパク質の場合の，構成ポリペプチド鎖の会合を含めた立体構造．
例：ヘモグロビン $α_2β_2$

二次構造
タンパク質の立体構造中に観察される規則正しいポリペプチドの折りたたみ

図2-3　タンパク質の高次構造

不可逆的なものと可逆的なものがある．界面活性剤による変性は，界面活性剤を取り除くと徐々にタンパク質の構造が復帰して活性も戻るので，可逆的である．活性が回復することを再生という．

(1) 一次構造

ペプチド結合によってアミノ酸が配列するタンパク質の構造をいう．

(2) 二次構造

一次構造で連なるアミノ酸が，近くにあるアミノ酸どうしで結合して折りたたまれ，比較的狭い範囲のペプチド間で規則性をもつ構造をいう．らせん状のα-ヘリックス構造，ひだ状のβ-シート構造などがある[*2]．球状タンパク質の50～80％にα-ヘリックス構造が組み込まれ，β-シート構造は線維状タンパク質に特徴的である．

(3) 三次構造

二次構造がいくつか集まり，分子内で側鎖間の相互作用によって，全体が密に規則的に折りたた

*1　**色素タンパク質**
ヒトの赤血球に含まれるヘモグロビンは，ヘム鉄を結合しているため赤色である．エビやカニは，銅を結合したヘモシアニンのため青色をしている．また，メラニン色素が結合したメラノプロテインは黒色である．

*2　**ランダム構造**
そのほかにも，特定の構造をもたないランダム構造がある．

まれたようになった複雑な構造をいう。

(4) 四次構造

立体的な三次構造をとるタンパク質分子がサブユニットとして2個以上集まった状態で、この特有な構造によってタンパク質としての機能が発揮できる。

4. 酵素

酵素は、生体内で起こる化学反応を触媒する働きのある生体物質である。触媒とは、化学反応の前後でそれ自身は変化しないで化学反応の速度を調節し、反応の平衡は変えない物質をいう。

1) 一般的性質

酵素はタンパク質でできているが、タンパク質以外の補助因子を含むこともある（図2-4）。

補助因子をもつ酵素では、酵素のタンパク質部分をアポ酵素といい、アポ酵素に補助因子が結合した状態のものをホロ酵素という。補助因子には、カルシウムイオンやマグネシウムイオンなどの金属や有機物質があり、有機物質の場合には補酵素と呼んでいる。ビタミンB_1、B_2、ナイアシンなど、ほとんどの水溶性ビタミンは種々の補酵素となって生体における化学反応に関与し、代謝活動に影響を与えている。

酵素が作用する相手となる物質を基質という。基質は酵素と可逆的に結合し、酵素-基質複合体をつくる。そして、酵素上で化学的に変化して反応生成物となり、酵素から遊離する。この一連の反応を酵素反応という。

たとえば、基質であるグルコース-6-リン酸は、酵素のグルコース-6-ホスファターゼと結合して化学反応が起こり、反応生成物としてグルコースとリン酸に変化する。

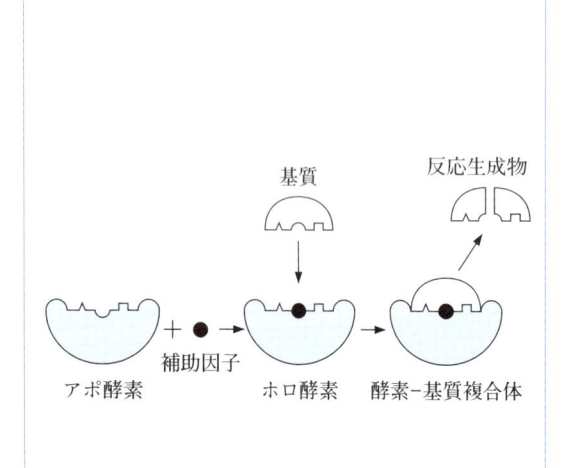

図2-4 酵素の構造と酵素反応（模式図）

表2-3 酵素の種類

【酸化還元酵素（オキソレダクターゼ）】	酸化還元反応を触媒する。乳酸デヒドロゲナーゼなど
【転移酵素（トランスフェラーゼ）】	アミノ基、リン酸基、メチル基などの原子団を転移する反応を触媒する。クレアチンキナーゼ、ヘキソキナーゼ、アスパラギン酸アミノトランスフェラーゼなど
【加水分解酵素（ヒドロラーゼ）】	エステル、グリコシド、ペプチド結合などを加水分解する反応を触媒する。トリプシン、アミラーゼ、リパーゼなど
【離脱酵素（リアーゼ）】	加水分解とは異なる方法で基質を切断する反応を触媒する。アルドラーゼ、エノラーゼなど
【異性化酵素（イソメラーゼ）】	基質を光学異性体、幾何異性体、位置異性体などの異性体へ変化させる反応を触媒する。ホスホグルコムターゼなど
【合成酵素（リガーゼ）】	ATPの高エネルギーリン酸結合の分解と共役して、2つの分子を結合させる反応を触媒する。ピルビン酸カルボキシナーゼなど

酵素は触媒する化学反応の種類別に分類される（表2-3）。

*3 酵素のpH依存性
胃液が分泌されるタンパク質分解酵素のペプシンは，最適pHが1.5〜2.2で，胃酸の中で活性がある。一方，膵臓から分泌されるタンパク質分解酵素のトリプシンは，最適pHが7.8で，腸液の中で活性がある。

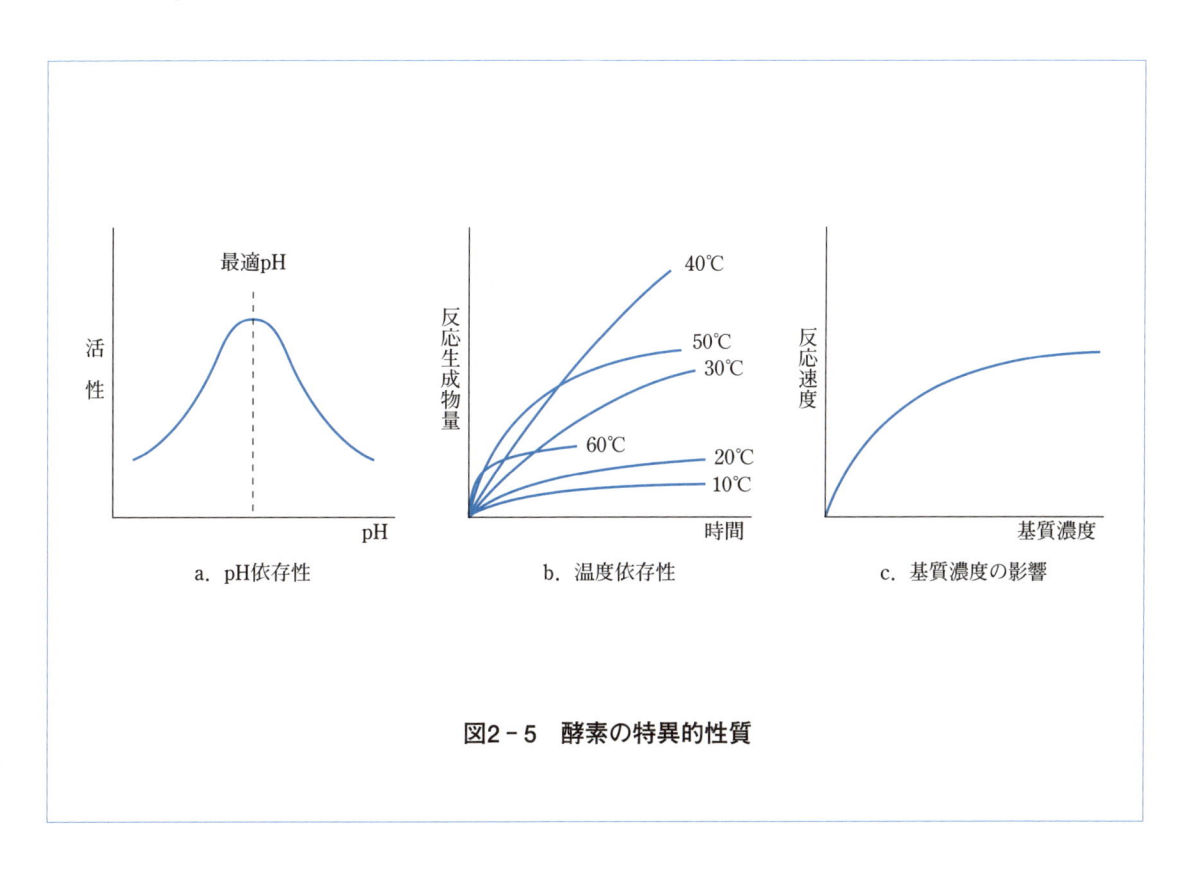

2）特異的性質
酵素は生体内で効率よく作用するために，種々の特異的な性質をもっている（図2-5）。

(1) 基質特異性
酵素は，特定の基質としか反応せず，酵素と基質の間にはあたかも「鍵」と「鍵穴」のような関係がある（図2-4）。つまり，1つの酵素は1種類の基質または限られた基質としか反応できず，これを基質特異性と呼ぶ。

基質特異性は，酵素タンパク質の立体構造によって規定され，酵素の活性中心は特定の立体的化学構造をもつ物質としか結合できない。

(2) pH依存性*3
酵素にはそれぞれにもっとも強く活性を発揮できる特有なpHがあり，最適pHという。酵素タ

図2-5 酵素の特異的性質

ンパク質は両性電解質なのでpHによってイオン化の影響を受け，pHの違いにより，酵素は活性を示したり，変性して活性を失ったりする。

(3) 温度依存性

温度が高くなるほど酵素による反応は早くなる。しかし，温度が高くなりすぎると酵素は熱変性を受け，活性がなくなってしまう。多くの酵素反応は40℃付近に最適温度がある。

(4) 基質濃度の影響

酵素反応は，基質の濃度によって反応速度が影響を受ける。基質の濃度が低い条件では，基質濃度の増加と比例して反応速度が増す。しかし，基質の濃度が高くなった条件では，基質濃度が変化しても反応速度は一定の値に近づき，最大速度となってしまう。

酵素反応の速度（V）と基質濃度［S］の関係は，下に示すミカエリス・メンテン（Michaelis - Menten）の式であらわすことができる。

$$V = V_{max} \cdot [S] / (K_m + [S])$$

K_mはミカエリス定数といい，酵素の基質に対する親和性を示す酵素と基質の解離定数である。K_m値が小さいほど親和性は大きい。

3）酵素活性の調節

酵素の活性は一定ではなく，いろいろな条件によって，高くなったり，低くなったりして，生体における代謝活動に対応している。

(1) アロステリック効果

アロステリック効果とは，基質以外の代謝産物が酵素の活性中心と別の調節部位に結合し，酵素の立体構造に変化をもたらして，酵素活性を変化させる現象をいう。このようにして調節を受ける酵素をアロステリック酵素という。

アロステリック効果は代謝のフィードバック調節に重要な役割を果たす。

(2) 化学的修飾

ペプチドが切断されたり，リン酸化されるなど，酵素の構造が化学的に修飾を受け，その結果として酵素活性が影響を受けることがある。

たとえば，活性をもたない酵素の前駆体（チモーゲン）が，タンパク質分解酵素の作用を受けてペプチド結合が切断され，活性型の酵素になることがある。その例として，消化酵素は分泌腺から不活性な状態で分泌されるが，消化管内で活性化され，食物を消化する反応を行う。

また，血液凝固系に関与する酵素も，血管内では不活性なチモーゲンとして存在するが，創傷によって血管が破れると活性され，血液凝固に作用する。

(3) 阻害剤による調節

① 拮抗阻害

基質と構造の類似した物質（阻害剤）が酵素の活性中心に結合すると，酵素は基質と結合することができなくなり，酵素活性が阻害される。このような阻害を拮抗阻害という。

② 非拮抗阻害

非拮抗阻害とは，阻害剤が酵素の活性中心とは別の部位で結合し，基質－酵素－阻害剤の複合体をつくって，基質が生成物へ変わることができない阻害をいう。

◆ 演習問題

問題1． コラーゲンは機能的分類では，どのタンパク質に属するか。
  (a) 収縮タンパク質　　(b) 構造タンパク質　　(c) 輸送タンパク質
  (d) 調節タンパク質　　(e) 防御タンパク質

問題2． アミノ酸が結合してペプチドをつくる際，アミノ基と結合するのはどれか。
  (a) 水酸基　　(b) ケトン基　　(c) リン酸基
  (d) アルデヒド基　　(e) カルボキシル基

問題3． 硫黄を含むアミノ酸はどれか。
  (a) アスパラギン酸　　(b) グリシン　　(c) グルタミン
  (d) チロシン　　(e) メチオニン

問題4． 構成成分による分類で，ヘモグロビンが属するのはどれか。
  (a) 核タンパク質　　(b) 金属タンパク質　　(c) 色素タンパク質
  (d) 糖タンパク質　　(e) リポタンパク質

問題5． 酵素の特異的性質ではないのはどれか。
  (a) 基質特異性　　(b) pH依存性　　(c) 温度依存性
  (d) 浸透圧特異性

◎解 答
問題1．(b) ▶ p.5参照
問題2．(e) ▶ p.6参照
問題3．(e) ▶ p.7参照
問題4．(c) ▶ p.8参照
問題5．(d) ▶ p.11～12参照

chapter 3 糖質と脂質

〈学習のポイント〉

① 糖とは,アルデヒド基またはケトン基に2つ以上の水酸基が結合した炭素化合物である。
② 糖質には,単糖類,少糖類,多糖類がある。
③ 主な単糖類として,グルコース(ブドウ糖),ガラクトース,フルクトース(果糖),マンノースがある。
④ 少糖類は数個の単糖類がグリコシド結合(脱水縮合)してできたもので,マルトース(麦芽糖),スクロース(ショ糖),ラクトース(乳糖)がある。
⑤ 多糖類は多数の単糖類がグリコシド結合したもので,デンプン,グリコゲン,セルロース,グリコサミノグリカンなどがある。
⑥ 脂質には,脂肪酸とアルコールがエステル結合した単純脂質と,単純脂質にリン酸,糖,含窒素化合物などが結合した複合脂質がある。
⑦ 複合脂質には,リン脂質と糖脂質がある。
⑧ 誘導脂質は,単純脂質と複合脂質が加水分解してできるもので,脂肪酸,ステロイドなどがある。

　糖質と脂質は,エネルギー源として生命を維持するのに重要な栄養素である。このほか,糖質は核酸の成分や細胞膜の糖タンパク質の成分になるなど,細胞の構造や機能の発現に重要である。また,脂質も貯蔵エネルギー源(脂肪)となったり,生体膜の構成(リン脂質など),生体機能のコントロール(ステロイドホルモンなど)などの機能がある。

1. 糖質の化学

　糖とは,分子中にアルデヒド基(-CHO)またはケトン基(>C=O)と2つ以上の水酸基(-OH)をもつ炭素化合物を総称したものである。このうち,加水分解によってより簡単な糖を生成することができない最小単位の糖類を単糖類と呼ぶ。単糖類は炭素と水の化合物(炭水化物)の形である$C_m(H_2O)_n$としてあらわされる。

　単糖類は,アルデヒド基またはケトン基からできる水酸基がほかの単糖類の水酸基と反応して水1分子を失うグリコシド結合(脱水縮合)で結合することができる。2～6個の単糖類が結合したものを少糖類(オリゴ糖類),さらに多くの単糖類が結合したものを多糖類といい,これらを含めて一般に糖質と呼んでいる(図3-1)。

1) 単糖類

　アルデヒド基またはケトン基をもつ単糖類のうち,アルデヒド基を1個もつものをアルドース,ケトン基を1個もつものをケトースと呼ぶ(図3-2)。単糖類は構成する炭素の数によって,三炭糖($C_3H_6O_3$:トリオース),四炭糖($C_4H_8O_4$:テトロース),五炭糖($C_5H_{10}O_5$:ペントース),六炭糖($C_6H_{12}O_6$:ヘキソース),七炭糖($C_7H_{14}O_7$:ヘプトース)などに分けられる。

　なお,炭素原子にそれぞれ異なる4つの基(原子または原子団)が結合しているものを不斉炭素原子という。不斉炭素原子につく水酸基が,ちょうど両手を合わせたような位置関係にあり,D型とL型の光学的に活性な異性体があることがわかる(図3-3)。天然の糖の大部分はD型である。

　単糖類は,水に溶けやすい(水溶性),水溶液に偏光を通すと偏光の角度が変わる(旋光性),遊離のアルデヒド基もしくはケトン基をもつので強い還元性がある(還元性)などの性質がある。

　溶液中では大部分が分子内に酸素環をつくって

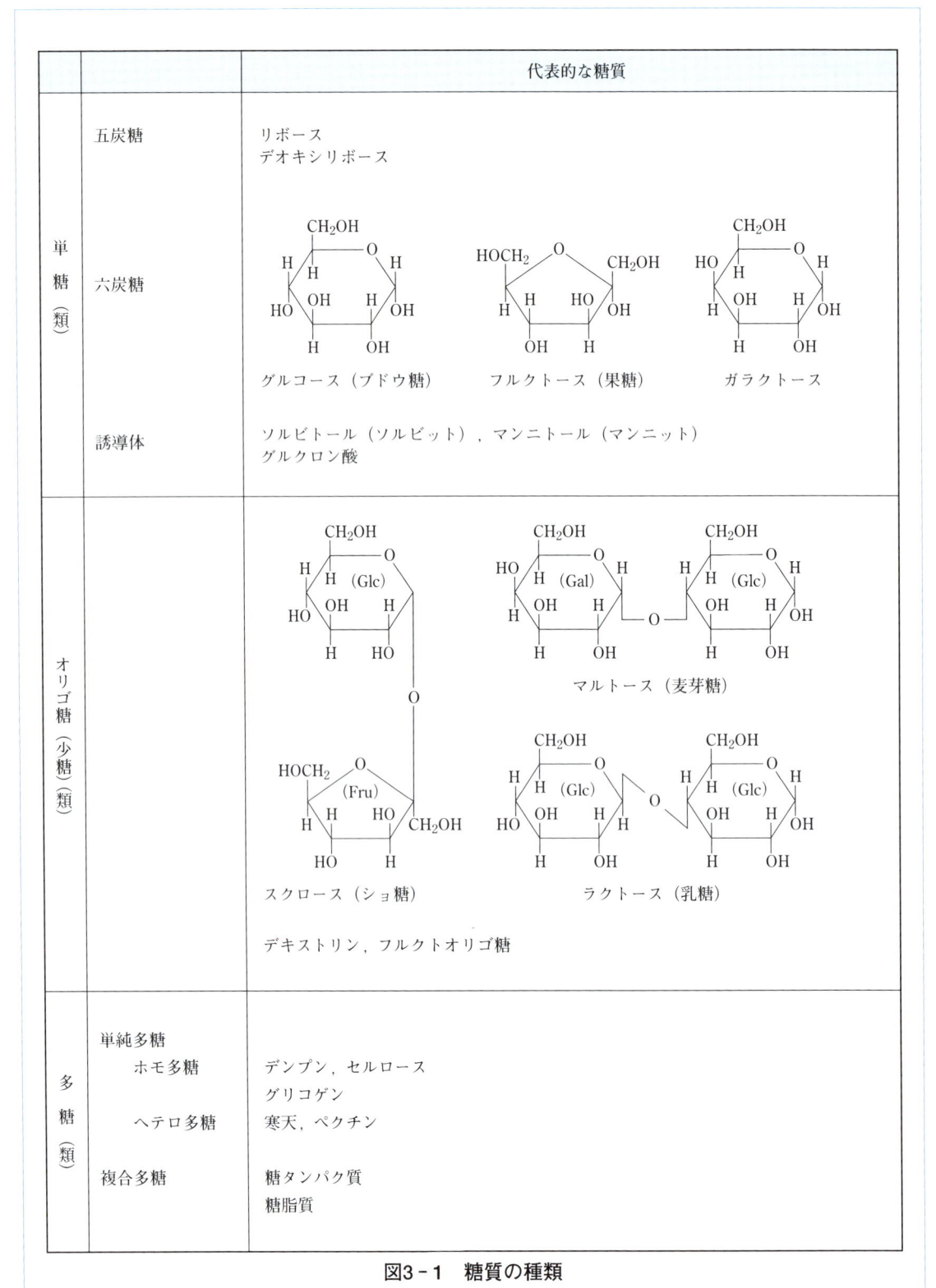

		代表的な糖質
単糖（類）	五炭糖	リボース デオキシリボース
	六炭糖	グルコース（ブドウ糖）　　フルクトース（果糖）　　ガラクトース
	誘導体	ソルビトール（ソルビット），マンニトール（マンニット） グルクロン酸
オリゴ糖（少糖）（類）		スクロース（ショ糖）　　　　　ラクトース（乳糖） 　　　　　　　　　　　　　　　　マルトース（麦芽糖） デキストリン，フルクトオリゴ糖
多糖（類）	単純多糖 　ホモ多糖 　ヘテロ多糖	デンプン，セルロース グリコゲン 寒天，ペクチン
	複合多糖	糖タンパク質 糖脂質

図3-1　糖質の種類

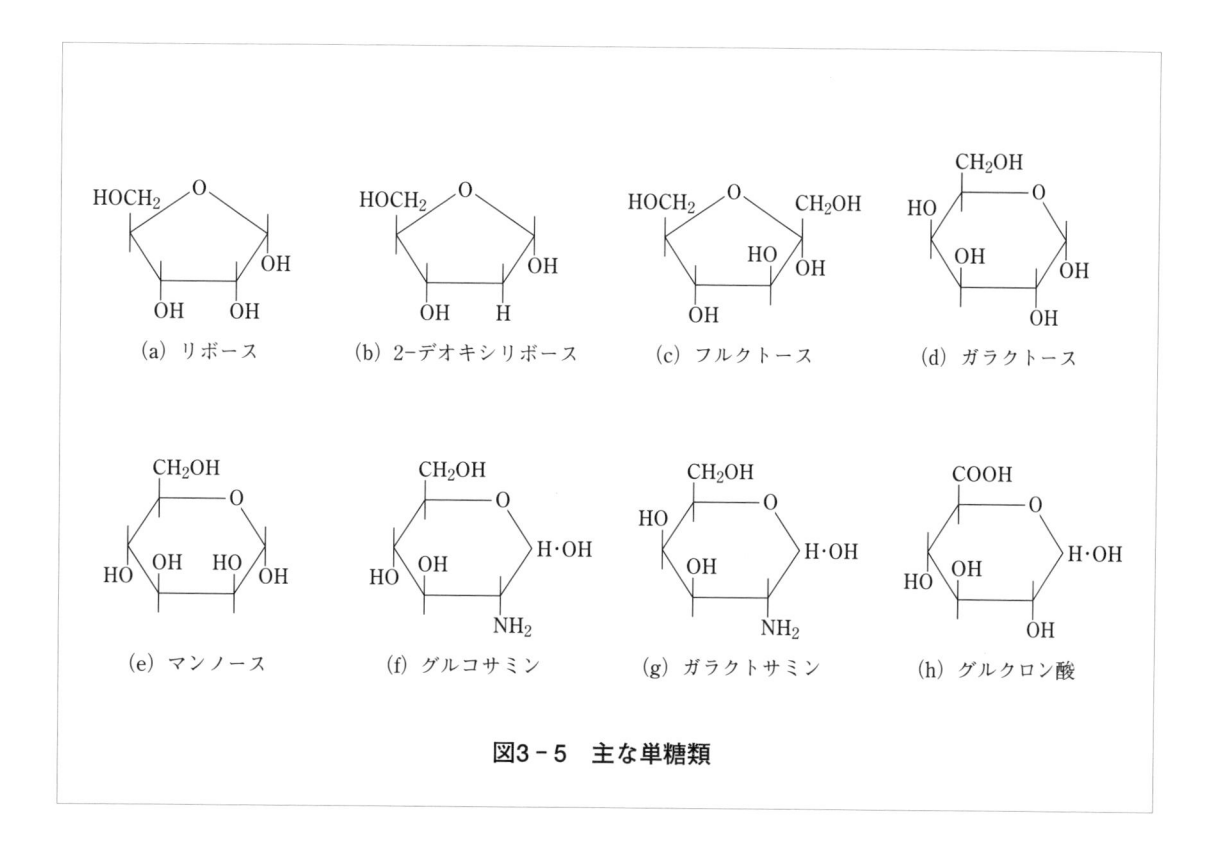

図3-2 アルドースとケトースの例

図3-3 グリセロースのD型，L型の関係

図3-4 ハワースの構造式

(a) リボース
(b) 2-デオキシリボース
(c) フルクトース
(d) ガラクトース
(e) マンノース
(f) グルコサミン
(g) ガラクトサミン
(h) グルクロン酸

図3-5 主な単糖類

環状構造をとっており、ハワースの構造式として立体的に表現される（図3-4）。糖が環状構造になっているときにはC-1が不斉炭素となり、2個の異性体（アノマー）ができる[*1]。このうち、C-1のOHが上にあるものをα型、下にあるものをβ型という。α型とβ型は溶液中では変わりあい、一定の割合の平衡混合状態にある。

主な単糖類の構造を図3-5にあらわす。五炭糖には、核酸の構成成分になるリボース、デオキシリボースや、キシロースなどがある。六炭糖には、グルコース、ガラクトース、フルクトース、マンノースなどがある。また、単糖類の誘導体として、アミノ糖（グルコサミン、ガラクトサミン）、ウロン酸（グルクロン酸）、糖アルコール（ソルビトール、マンニトール、マルチトール）、配糖体（グルコシド、ガラクトシド）などがある。

(1) グルコース（ブドウ糖）

グルコースは、主要なエネルギー源となる。また、二糖類や多糖類を構成する成分になったり、グリコーゲン、リボース、ガラクトースなどに転換されたり、さらに、糖脂質や糖タンパク質をつくる素材にもなる。

(2) ガラクトース

ガラクトースはラクトースの成分で、糖脂質、糖タンパク質の成分にもなる。

(3) フルクトース（果糖）

フルクトースは果物や蜂蜜などに多く含まれる。また、スクロースや多糖類のイヌリンの構成成分にもなる。

(4) マンノース

マンノースはこんにゃくマンナンを構成する。

2）少糖類

2つの単糖は水酸基（-OH）から水がとれた形で結合（グリコシド結合、脱水縮合）することができる（図3-6）。数個の単糖類がグリコシド

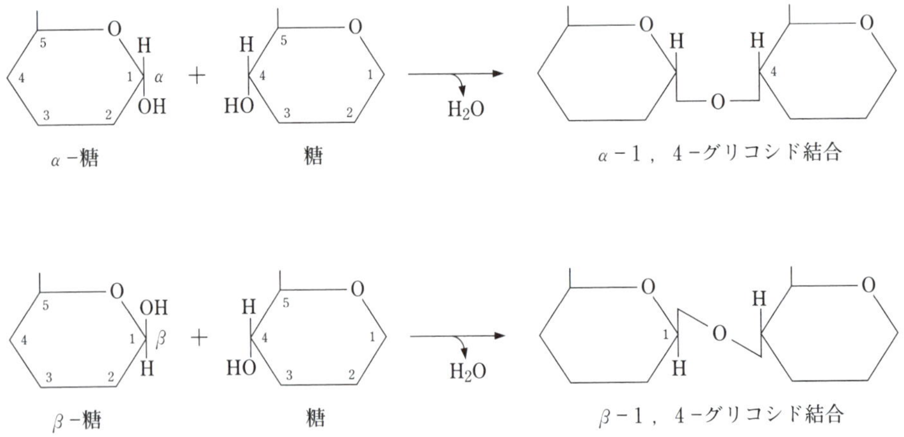

図3-6　グリコシド結合の例

結合してできたものを少糖類といい，構成する単糖類の数によって二糖類，三糖類，四糖類，五糖類……などと呼ばれる。

二糖類は，グリコシド結合のしかたによって構造に違いがあり，それぞれに異なった性質を示す（図3-7）。

*1 異性体
異性体は，分子式は同じであるが，化学的，物質的，生理的性質が異なることがある。

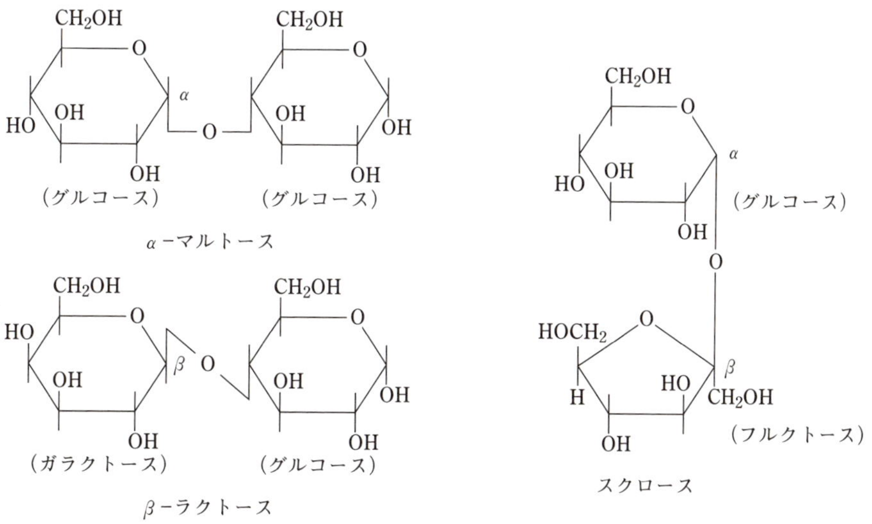

(1) マルトース（麦芽糖）
2分子のグルコースが結合した二糖類で，デンプンがアミラーゼで分解されたときに生じる。還元性がある。

(2) スクロース（ショ糖）
グルコースとフルクトースが結合したもので，通常，砂糖と呼ばれ，砂糖キビや砂糖大根などに多く含まれる。還元性はない。

(3) ラクトース（乳糖）
ガラクトースとグルコースが結合したもので，乳汁中に含まれ，還元性がある。母乳には約6.7％，牛乳には約4.5％含まれる。

図3-7 主な二糖類

3) 多糖類

多数の単糖類またはその誘導体がグリコシド結合によって重合してできる化合物である。生体内では貯蔵物質や構造物質として作用する。

(1) デンプン

構造の異なるアミロースとアミロペクチンが混合した多糖類で，水には溶けない[*2]。植物に貯蔵されている。

アミロースは，グルコースが200～1,000個つながった長い鎖状構造をしている（図3-8-a）。さらに6個のグルコースが結合したものが1回転し，コイル状の構造をとっている。天然のデンプンには約15～20％含まれ，アミラーゼで分解されるとマルトースとグルコースができる。

アミロペクチンは数千個のグルコースが結合したもので，12～30個のグルコースごとに枝分かれをしている（図3-8-b）。天然のデンプンには約80～85％含まれるが，モチ米のデンプンにはほぼ100％含まれる。アミラーゼで分解されると，デキストリンを生じる。

(2) グリコーゲン

動物の肝臓や筋肉に蓄えられており，主要なエネルギー源となる。アミロペクチンに似た構造をしているが，10～14個のグルコース単位ごとに枝分かれし，さらに中心部に3～5個ごとの枝分かれがある（図3-8-c）。分子量は筋肉グリコーゲンが約100万，肝臓グリコーゲンが約500万と大きい。高分子であるにもかかわらず，枝分かれが多いために水溶性である。

(3) セルロース

グルコースが直鎖状に連結した繊維状高分子化合物である。植物の骨格を構成し，水には不溶である。ヒトは分解できないので，栄養物にはなりにくい[*3]。

(4) グリコサミノグリカン（ムコ多糖類）

アミノ糖とウロン酸が交互にくり返して結合し

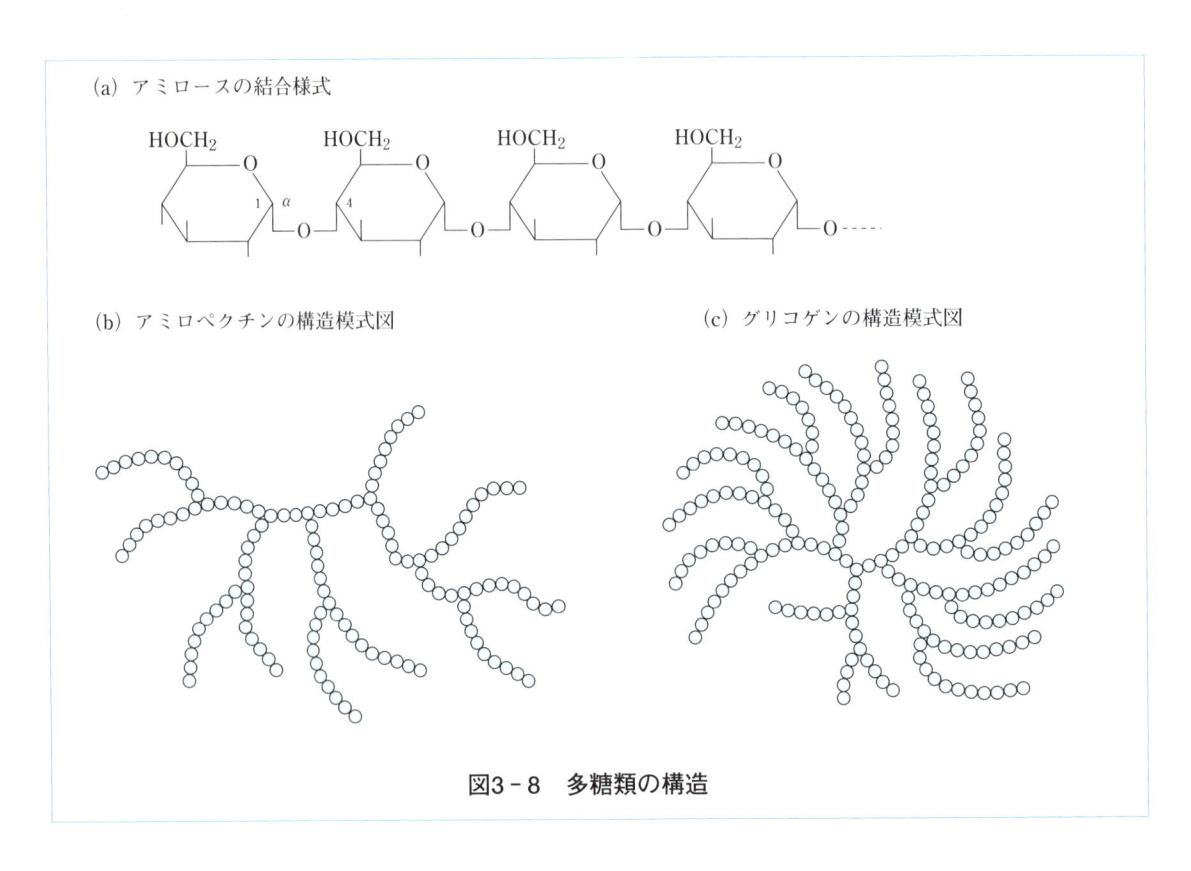

図3-8 多糖類の構造

た長鎖構造の化合物である。ヒアルロン酸（グルクロン酸とN-アセチルグルコサミン），コンドロイチン硫酸（グルクロン酸とN-アセチルガラクトサミン硫酸），ヘパリン（硫酸化されたグルコサミンとイズロン酸）などがある。皮膚や軟骨，骨などに含まれ，多量の水を保有しているのでクッションや潤滑油として働く。

ペプチドと結合するグリコサミノグリカンはプロテオグリカンと呼ばれ，複合糖質である。

（5）そのほか

天然に存在する多糖類には，このほか，イヌリン（フルクトースの重合体で，ダリアやタンポポなどの根や茎に含まれる），こんにゃくマンナン（グルコースとマンノースを１：２の割合で含み，こんにゃく芋の主成分），寒天（D-およびL-ガラクトースからなる海藻の成分），キチン（N-アセチル化されたグルコサミンの重合体で，甲殻類や昆虫の外殻をつくる）などがある。

4）複合糖質

タンパク質や脂質が結合している糖質を複合糖質という。糖鎖には，マンノース，ガラクトース，N-アセチルグルコサミン，フコース，シアル酸などが含まれる。ムコ多糖類の多くも少量のタンパク質を中心にもっており，複合糖質である。

細胞膜の膜タンパク質などは糖鎖をもち，糖タンパク質と呼ばれる。脂質と糖の複合体は糖脂質と呼ばれる。

2. 脂質の化学

水や塩類溶液には溶けず，クロロホルム，ベンゼン，エーテルなどの有機溶媒に溶ける一群の有機化合物を脂質という[*4]。脂質は生体内ではエネルギー源，生体膜の構成成分，ホルモンやビタミンの成分，臓器器官の保護作用などの役割を担う。

＊2　デンプンの糊化
アミロースとアミロペクチンからできるデンプンを約70℃で加温すると，数十倍の水を吸ってミセル状に膨潤する。さらに80℃以上に加温すると，ミセルは溶けて粘度が高くなって，糊状に変化する。

＊3　セルロースの分解
セルロースはグルコースが$β$-1,4結合してできる多糖類で，植物の骨格になる。ヒトには$β$-1,4結合を分解できる酵素がなく，消化して利用することができない。これに対し，ウシなどの草食動物の消化管には，消化管内に生息している細菌が$β$-1,4グリコシド結合を切断する酵素をつくっており，このおかげでセルロースから分解されるグルコースをエネルギー源として利用している。

＊4　油と脂
脂質のうち室温で液状のものを"油"，固体状のものを"脂"ということがある。

表3-1 脂質の分類

単純脂質	中性脂肪（グリセロールと脂肪酸とのエステル）
	ろう（長鎖アルコールと脂肪酸とのエステル）
	ステロールエステル（ステロールと脂肪酸とのエステル）
複合脂質	リン脂質（アルコールと脂肪酸のエステルにリン酸、窒素化合物などが結合）
	糖脂質（アルコール、脂肪酸と糖、窒素化合物などが結合）
	タンパク脂質（脂質とタンパク質の複合体）
誘導脂質	単純脂質・複合脂質の加水分解産物（脂肪酸、グリセロール、ステロール、胆汁酸、ホルモンなど）

脂質の多くは、脂肪酸とのエステル構造を有している。脂肪酸のアルコールエステルである単純脂質、リン酸・イオウ・窒素化合物などを含む複合脂質、さらにそれらの加水分解によって生じる誘導脂質に分けることができる（表3-1）。

脂肪酸は、炭化水素の一端にカルボキシル基（－COOH）を、他端にメチル基（－CH_3）をそれぞれ1個もつモノカルボン酸である。天然の脂肪に含まれる脂肪酸は、一般に炭素数は偶数である。脂肪酸には、分子中に二重結合（不飽和結合）をもたない飽和脂肪酸と、二重結合をもつ不飽和脂肪酸とがある[*5]（表3-2）。

飽和脂肪酸は$CH_3(CH_2)_nCOOH$の一般構造式をしており、R・COOHとしてあらわされる。天然にはパルミチン酸（C_{16}）とステアリン酸（C_{18}）がもっとも多く存在する。

不飽和脂肪酸は、二重結合を1個含む一価不飽和脂肪酸と、2個以上含んでいる多価不飽和脂肪

表3-2 脂肪酸の種類

	名称	炭素数：二重結合	化学式	含有する油脂
飽和脂肪酸	酪酸	4：0	C_3H_7COOH	バター
	カプロン酸	6：0	$C_5H_{11}COOH$	バター、やし油
	カプリル酸	8：0	$C_7H_{15}COOH$	バター、やし油
	カプリン酸	10：0	$C_9H_{19}COOH$	バター、やし油
	ラウリン酸	12：0	$C_{11}H_{23}COOH$	やし油、バター
	ミリスチン酸	14：0	$C_{13}H_{27}COOH$	やし油、バター
	パルミチン酸	16：0	$C_{15}H_{31}COOH$	一般動植物油脂
	ステアリン酸	18：0	$C_{17}H_{35}COOH$	一般動植物油脂
	アラキジン酸	20：0	$C_{19}H_{39}COOH$	落花生油、なたね油
	ベヘン酸	22：0	$C_{21}H_{43}COOH$	落花生油
	リグノセリン酸	24：0	$C_{23}H_{47}COOH$	落花生油、脳脂質
不飽和脂肪酸	パルミトオレイン酸	16：1$^{\triangle 9}$	$CH_3(CH_2)_5CH=\overset{9}{C}H(CH_2)_7COOH$	魚油、鯨油
	オレイン酸	18：1$^{\triangle 9}$	$CH_3(CH_2)_7CH=\overset{9}{C}H(CH_2)_7COOH$	一般動植物油脂
	リノール酸	18：2$^{\triangle 9,12}$	$CH_3(CH_2)_4CH=\overset{12}{C}HCH_2CH=\overset{9}{C}H(CH_2)_7COOH$	一般動植物油脂
	リノレン酸	18：3$^{\triangle 9,12,15}$	$CH_3CH_2CH=\overset{15}{C}HCH_2CH=\overset{12}{C}HCH_2CH=\overset{9}{C}H(CH_2)_7COOH$	一般動植物油脂
	アラキドン酸	20：4$^{\triangle 5,8,11,14}$	$CH_3(CH_2)_4(CH=CHCH_2)_3CH=CH(CH_2)_3COOH$	肝油

酸とに分けられる。一価不飽和脂肪酸は生体内で合成することができるが，多価不飽和脂肪酸は合成できない。このため，多価不飽和脂肪酸は食物から摂取しなければならない。多価不飽和脂肪酸のうち，リノール酸，リノレン酸，アラキドン酸は欠乏すると特有な症状があらわれるため，必須脂肪酸として重要である。

1）単純脂質
脂肪酸にアルコールがエステル結合（アルコールと酸から水を遊離して結合すること）してできる化合物を単純脂質という。

(1) 脂肪（グリセリド，アシルグリセロール）
脂肪酸とアルコールの一種のグリセロール（グリセリン）がエステル結合してできる化合物である。グリセロールは3価のアルコールなので，1分子から3分子までの脂肪酸と結合することができ，それぞれモノ-，ジ-，トリグリセリド[*6]（モ

＊5　脂肪酸の割合
動物には，飽和脂肪酸としてパルミチン酸が約24％，ステアリン酸が約12％ある。一方，不飽和脂肪酸は，オレイン酸が約50％，リノール酸が約5％で，それらを合わせると，全脂肪酸の90％ほどを占める。

＊6　モノグリセリドとジグリセリドの生成
天然にはモノグリセリドとジグリセリドは存在せず，消化されたり，代謝を行う過程で生成される。

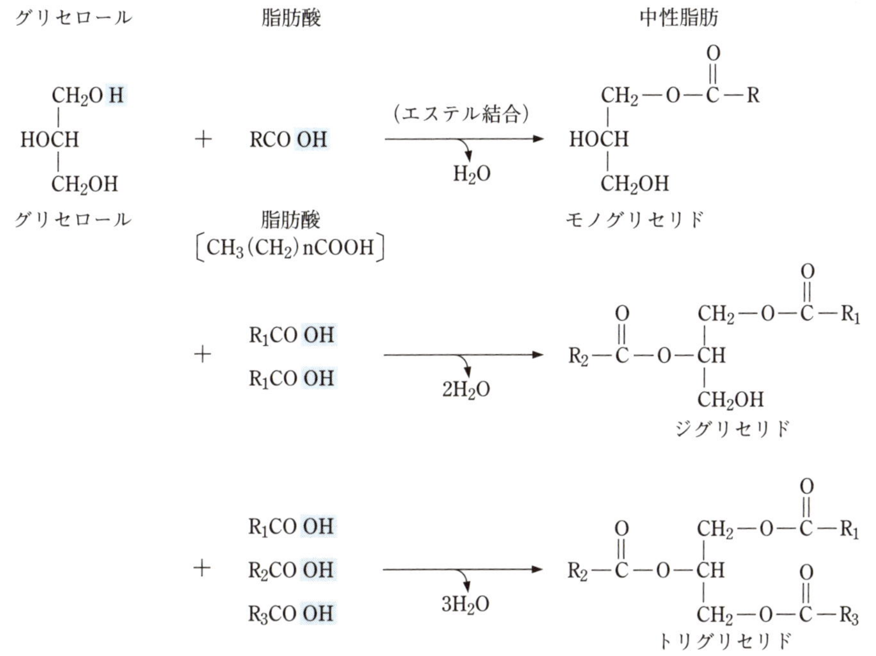

図3-9　脂肪の構造

ノ-, ジ-, トリアシルグリセロールともいう)と呼ぶ (図3-9)。トリグリセリド (TG) はふつう中性脂肪とも呼ばれ，皮下脂肪などの脂肪組織に蓄えられ，貯蔵エネルギーとなる。

(2) ろう (ワックス)

長鎖アルコールと脂肪酸とのエステルで，昆虫や水鳥などでは水をはじいたり，植物の葉では摩耗や水の蒸散を防いでいる。鯨蝋やミツバチの巣の成分にもなっている。

(3) そのほか

特殊なアルコール (コレステロール，ビタミンA，Dなど) と脂肪酸とのエステルがある。

2) 複合脂質

脂肪酸とアルコールのほかに，リン酸，糖，窒素化合物などを含んだ化合物である。

(1) リン脂質

アルコール (グリセロールまたはスフィンゴシン) に長鎖脂肪酸，リン酸および含窒素化合物が結合したものである。水と脂質に対して親和性があり，生体膜の構成成分として重要である。

リン脂質には，グリセロリン脂質とスフィンゴリン脂質がある (図3-10)。

① グリセロリン脂質

アルコールとしてグリセロールを含むリン脂質をいう。

・ホスファチジルコリン (レシチン)：細胞膜をつくる主要な成分である。脳，神経組織，血清などに存在する。天然では，卵黄や大豆に多く含まれる[*7]。

・ホスファチジルエタノールアミン (ケファリン，セファリン)：多価不飽和脂肪酸が多く含まれる。生体膜の構成成分になっている。

・ホスファチジルセリン：生体内に広く分布し，神経組織に多い。血液凝固と血小板凝集を阻害する作用がある。

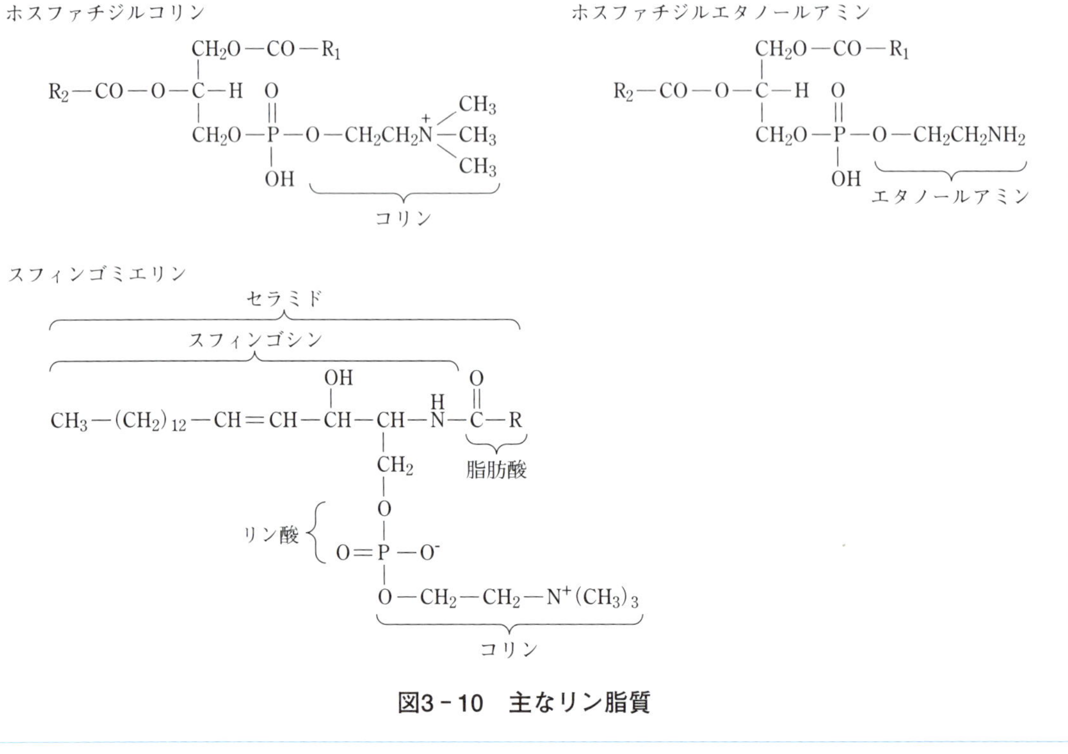

図3-10 主なリン脂質

・ホスファチジルイノシトール：形質膜の構成成分で、神経伝達物質として働く。

② **スフィンゴリン脂質**

アルコールとしてスフィンゴシン［アミノ基（－NH_2）をもつ長鎖アルコールをいう］を含むリン脂質で、脂肪酸、リン酸、含窒素化合物が結合している。スフィンゴシンのアミノ基に脂肪酸が結合したものをセラミドといい、糖脂質の成分にもなっている。

セラミドの水酸基（－OH）にリン酸がエステル結合したものがスフィンゴリン脂質である。リン酸には種々のアルコールが結合しており、コリンが結合したものはスフィンゴミエリンである。スフィンゴミエリンは代表的なスフィンゴリン脂質で、脳、神経組織に多量に含まれ、神経の髄鞘の構成成分になっている。

(2) 糖脂質

アルコール、脂肪酸、糖からできるものを糖脂

＊7 リン脂質の活用

リン脂質は水と脂質に対して親和性があり、乳化力が強いため、乳化剤として利用される。とくにレシチンは卵黄や大豆に多く、乳化剤として食品工学で利用される。

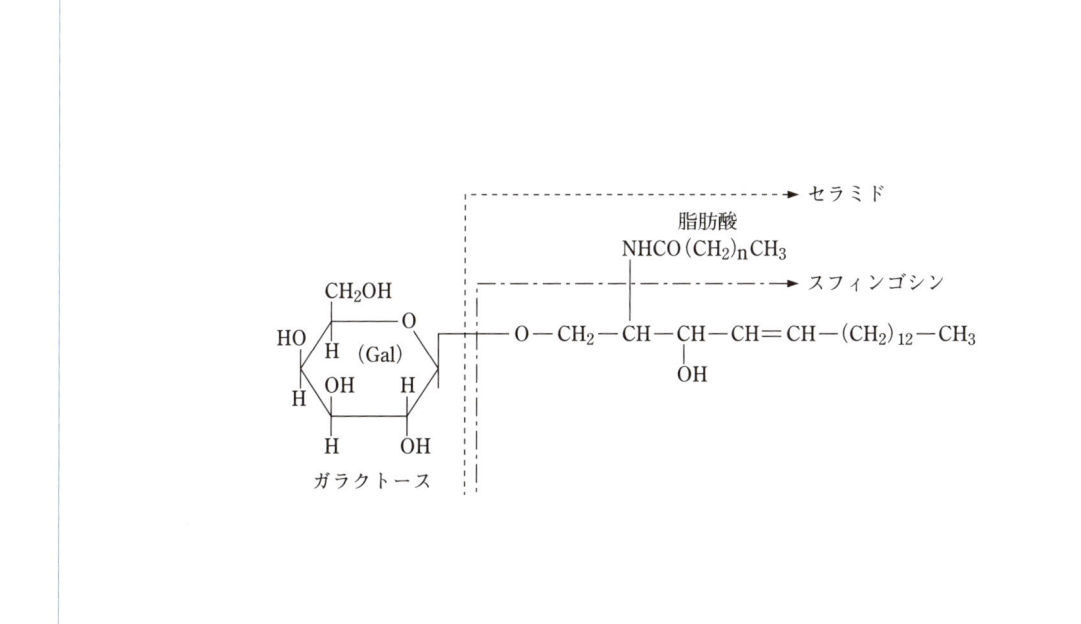

図3-11 ガラクトシルセラミド（セレブロシド）

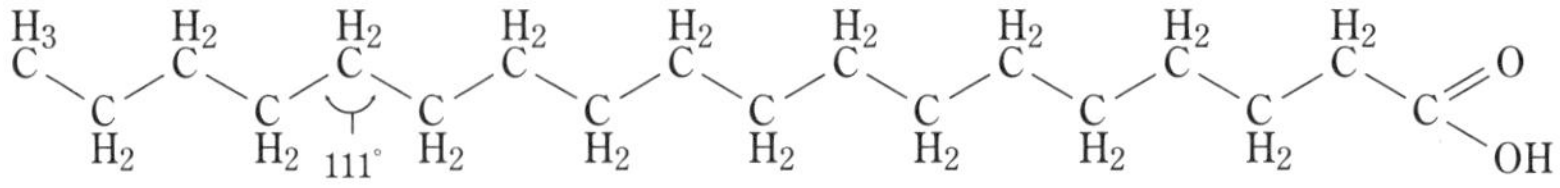

ステアリン酸 $C_{17}H_{35}COOH$ (飽和脂肪酸)

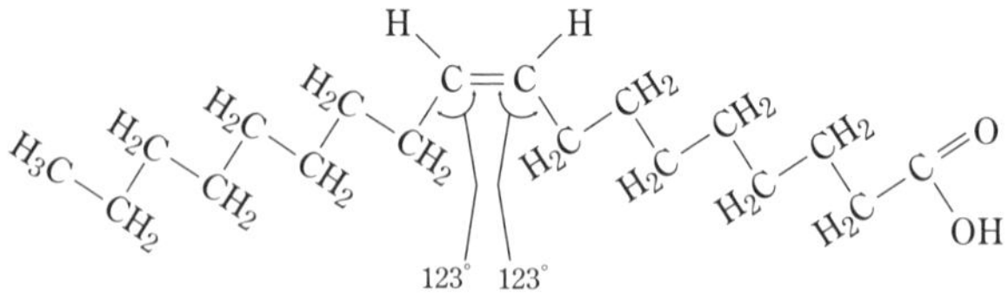

オレイン酸 $C_{17}H_{33}COOH$ (不飽和脂肪酸)

図3-12 脂肪酸

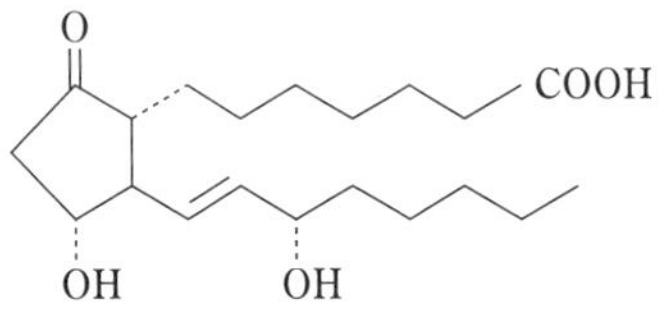

プロスタグランジンE_1 (PGE_1)

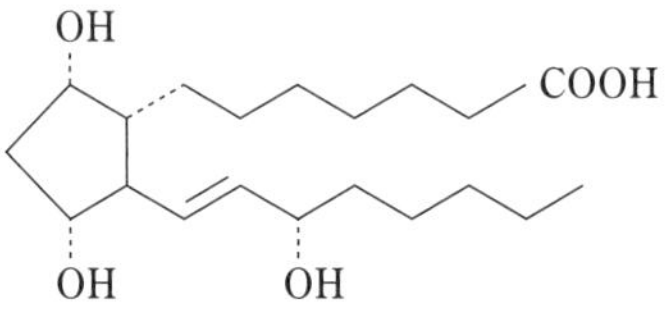

プロスタグランジン$F_{1\alpha}$ ($PGF_{1\alpha}$)

図3-13 プロスタグランジン

質という。アルコールの種類によって，セラミドに糖が結合したスフィンゴ糖脂質と，グリセロールに糖が結合したグリセロ糖脂質がある。

ガラクトシルセラミド（セレブロシド）は，セラミドにガラクトースが結合した代表的なスフィンゴ糖脂質で，脳，神経組織の主要な糖脂質である（図3-11）。

ガングリオシドは，セラミドと結合した糖鎖にシアル酸が結合したもので，神経組織に高濃度で含まれる[*8]。

3）誘導脂質

単純脂質，複合脂質が加水分解して生じるもので，脂質としての性質があるものを誘導脂質という。誘導脂質には，脂肪酸，ステロイド，テルペン類がある。

(1) 脂肪酸

脂肪を加水分解すると，脂肪酸とグリセロールに分かれる。脂肪酸は，一端にカルボキシル基（－COOH）を，他端にメチル基（－CH_3）をもつモノカルボン酸で，飽和脂肪酸と不飽和脂肪酸がある（表3-2，図3-12）。リノール酸，リノレン酸，アラキドン酸などの多価不飽和脂肪酸は生体内で合成できず，食物から摂取しなければならない。必須脂肪酸は細胞膜の成分となったり，プロスタグランジンと呼ばれる生理活性物質に変換される（図3-13）。

(2) ステロイド

ステロイドは，ステロイド核と呼ばれる共通の環状構造をもつ物質で，C-3位に水酸基（－OH）をもつものをステロールと呼んでいる（図3-14）。ステロイドには，コレステロール，胆汁酸，性ホルモン，副腎皮質ホルモン，ビタミンDなどがある。

① コレステロール[*9]

動物組織中でもっとも多いステロイドで，脳，神経，胆汁，血液中に多く含まれる。アセチル

*8　脳内におけるガングリオシド
ガングリオシドは神経組織に多く含まれ，脳には全脂質の約6％がガングリオシドとして存在する。

*9　コレステロール
コレステロールはC_{27}のアルコールで，動物組織中でもっとも多いステロイドである。細胞膜の成分であるほか，胆汁酸，性ホルモン，副腎皮質ホルモンなどの前駆体としても重要である。

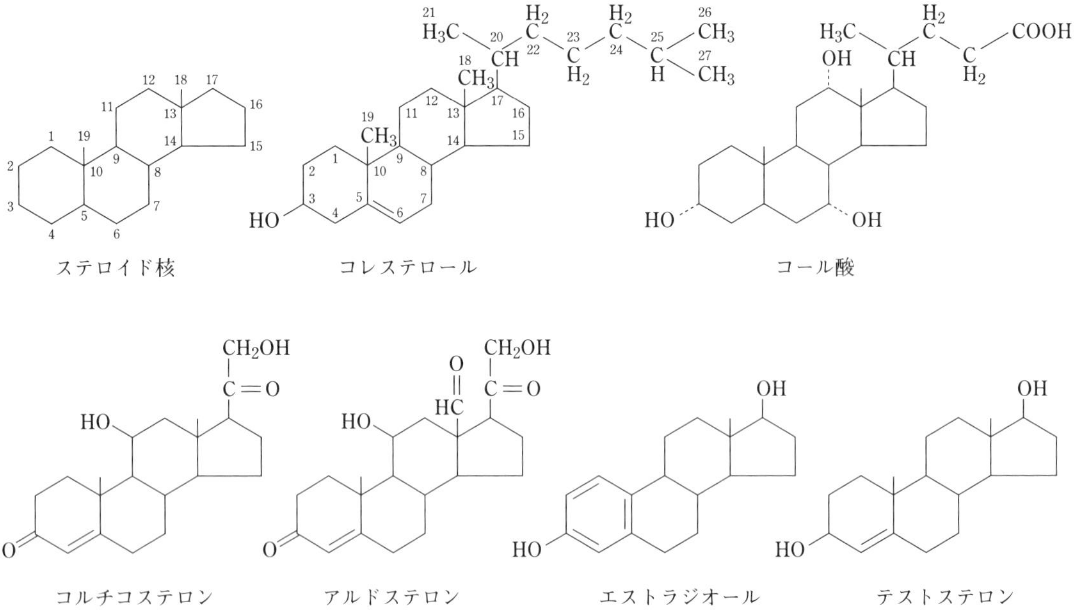

図3-14 ステロイド

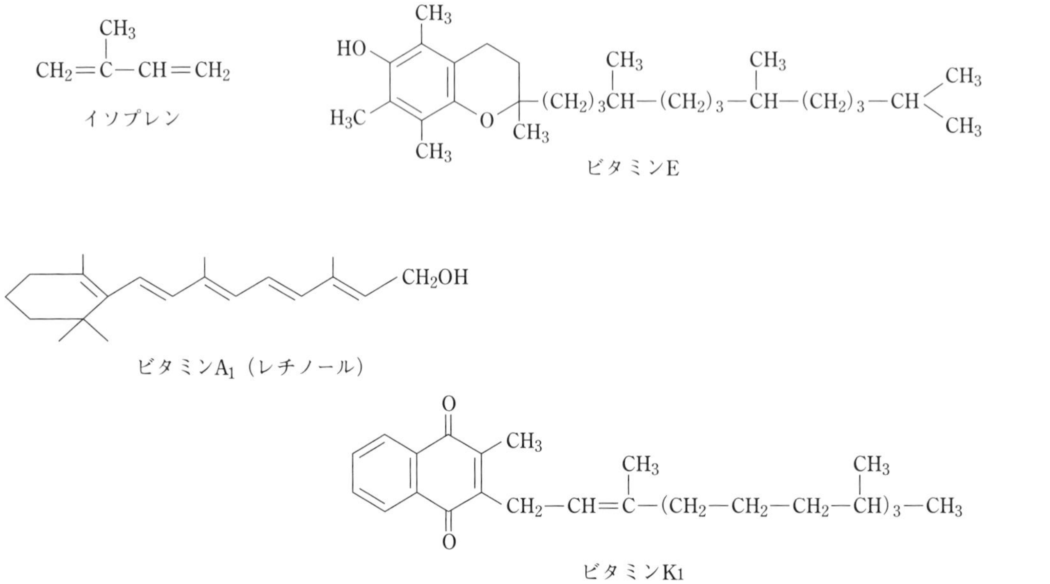

図3-15 テルペン類

CoAから合成され，いろいろなステロイド物質の前駆体となる。

② 胆汁酸

コール酸，デオキシコール酸，ケノデオキシコール酸が胆汁中でグリシンやタウリンと結合した複合体として存在する。胆汁酸塩は脂質の消化，吸収に働く。

③ ステロイドホルモン*10

副腎皮質ホルモン（コルチゾール，コーチゾン，アルドステロンなど）や性ホルモン（エストロゲン，プロゲステロン，テストステロン）はステロイドホルモンと呼ばれ，コレステロールからつくられる。

(3) テルペン類

5個の炭素からできているイソプレン単位がつながったものをテルペン類という。脂溶性ビタミンのビタミンA，E，Kなどが属する（図3-15）。

---

*10 ステロイドホルモン
ステロイドホルモンはステロイド核をもつホルモンで，ステロイド核につく水酸基や側鎖の違いによって生理作用が異なる。

◆ 演習問題

問題1. 五炭糖はどれか。
　　(a) ガラクトース　　(b) グルコース　　(c) フルクトース
　　(d) マンノース　　(e) リボース

問題2. グルコースとフルクトースが結合してできるのはどれか。
　　(a) グリコゲン　　(b) スクロース　　(c) セルロース
　　(d) マルトース　　(e) ラクトース

問題3. 不飽和脂肪酸はどれか。
　　(a) アラキジン酸　　(b) カプロン酸　　(c) パルチミン酸
　　(d) 酪酸　　(e) リノール酸

問題4. 必須脂肪酸でないのはどれか。
　　(a) アラキドン酸　　(b) オレイン酸　　(c) リノール酸
　　(d) リノレン酸

問題5. リン脂質でないのはどれか。
　　(a) エストラジオール　　(b) ケファリン　　(c) ホスファチジルイノシトール
　　(d) ホスファチジルコリン　　(e) レシチン

◎解　答
問題1. (e) ▶ p.18参照
問題2. (b) ▶ p.19参照
問題3. (e) ▶ p.22〜23参照
問題4. (b) ▶ p.23参照
問題5. (a) ▶ p.24〜25, 27参照

chapter 4 生体エネルギー学

〈学習のポイント〉
① 人体は糖質，脂質，タンパク質をエネルギー源として利用する。それぞれの生体内で産生するエネルギー量は1gあたり約4.1kcal，9.3kcal，4.2kcalである。
② ATPは栄養素から取り入れる自由エネルギーを多量に蓄えており，リン酸結合が加水分解されるときに自由エネルギーを放出する。
③ 生体内における酸化とは水素原子または電子を除去する反応で，還元とは水素原子または電子を受け取る反応である。
④ 高エネルギーリン酸化合物のATPはミトコンドリア内にある電子伝達系（呼吸鎖）による酸化的リン酸化反応で大量につくられる。

人間が生命活動を行い，生命を維持していくには，エネルギーが必要である。

エネルギーには，熱エネルギー，化学的エネルギー，電気的エネルギー，光エネルギー，機械的エネルギーなどがある。このうち，人体が生体内で利用できるエネルギーは，化学的エネルギーだけである。化学的エネルギーを得るために，人体は食物中に含まれている化学的エネルギーを取り入れて利用する。

人間がエネルギー源として利用する栄養素は，糖質，脂質，タンパク質である。これらの栄養素は，摂取し吸収された後，生体内で代謝されてエネルギーを産生する。生体内で産生されるエネルギー量は，それぞれ1gあたり，糖質は約4.1kcal，脂質は約9.3kcal，タンパク質は約4.2kcalである。

1. ATPの役割

糖質，脂質，タンパク質を燃やすと，それらのもつエネルギーは熱として取り出すことができる。生体内では，そのエネルギーを熱としてではなく，生体で利用できる高エネルギーをもつ化合物として変換する。その代表がアデノシン三リン酸（ATP）である。

1）自由エネルギー

反応系で起こるすべてのエネルギー変化のうち，有効に用いることのできるエネルギーを自由エネルギーという。

生体における酵素反応は，高いエネルギーレベルの自由エネルギーから，より低いエネルギーレ

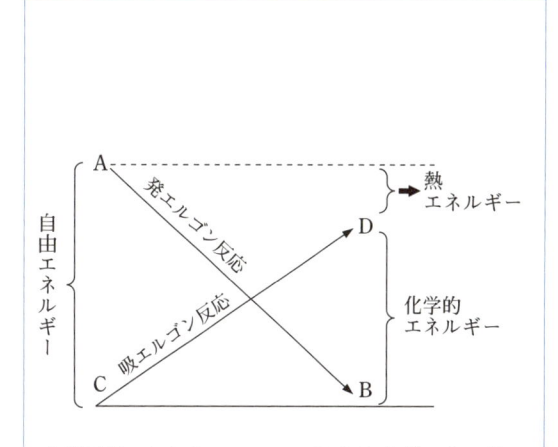

図4-1 発エルゴン反応（A→B）と吸エルゴン反応（C→D）の共役

化学反応　A＋C ─→ B＋D＋熱エネルギー

ベルへ向かう反応のみを触媒する。この反応では自由エネルギーが減少する（発エルゴン反応）。

逆に，生体内では，低エネルギー物質から高エネルギー物質を合成する反応もある。このときには自由エネルギーが増加する（吸エルゴン反応）。

吸エルゴン反応は独立して起こる反応ではなく，発エルゴン反応と共役して自由エネルギーが供給されることによって進行できる（図4‐1）。

2）同化，異化

食物から取り入れられた栄養素は吸収され，さまざまな変化を受けた後に体外へと排泄される。このうち，取り入れられた栄養素を材料として新しい細胞をつくったり，不足した成分を補充する作用を同化という。同化は自由エネルギーの増加を伴う吸エルゴン反応である。

一方，細胞に取り入れた栄養素を燃焼して体温を保ったり，細胞や組織が固有な機能を行い，そして分解物を体外に排泄するような作用を異化という。異化は，物質を分解したり，酸化することに伴って自由エネルギーを減少させるので，発エルゴン反応である。

同化と異化を合わせて代謝という。代謝は，酵素，ビタミン，ホルモン，神経系などの作用を受けて円滑に，しかも効率よく行われる。

3）高エネルギーリン酸化合物

生体内における代謝は，化学的エネルギーの供給を受けて進行できる吸エルゴン反応が多い。このため，吸エルゴン反応を行うのに必要な化学的エネルギーが供給されなければならない。

生体には栄養素から取り入れる自由エネルギーを豊富に蓄えている化合物，すなわち高エネルギー化合物が存在し，これがエネルギーを供給して吸エルゴン反応が進められる。

高エネルギー化合物としてはリン酸化合物がもっとも多く，高エネルギーリン酸化合物と呼ばれる。高エネルギーリン酸化合物には，1,3‐ジホスホグリセリン酸，ホスホエノールピルビン酸，クレアチンリン酸，サクシニルCoA，アデノシン三リン酸（ATP）のようなヌクレオチド三リン酸などがある。これらの化合物は，リン酸結合を加水分解するときに，多量の自由エネルギーを放出する（表4‐1）。

高エネルギーリン酸化合物のうち，生体でもっとも重要な役割を果たすのはATPである。ATPは，ヌクレオチドのアデノシンに3個のリン酸基が結合したものである（図4‐2）。発エルゴン反応で発生する化学的エネルギーを受け取り，アデノシン二リン酸（ADP）とリン酸基が結合してつくられる（図4‐3）。

ATPは，リン酸結合が加水分解されるときに多量の自由エネルギーを放出する。放出されたエネルギーは，機械的，化学的，電気的エネルギーなどに変えられ，筋収縮，神経活動電位発生，物質の能動輸送，合成反応などの生活現象に利用される。

2．生体酸化

生体内における酸化とは，水素原子または電子を除去する反応をさす。たとえば，2価の鉄イオンから電子が放出されて3価の鉄イオンになる現象は酸化である（図4‐4）。

また，還元とは水素原子または電子を受け取る反応をいう。

酸化で除去された水素原子または電子は還元に利用されるので，酸化と還元は並行して同時に進行し，一般には酸化還元反応となる。酸化還元反応は酸化還元酵素によって触媒される。

1）酸化還元酵素

酸化還元酵素には次のようなものがある（図

表4-1 主な有機リン酸化合物が加水分解されるときに放出される標準自由エネルギー

化合物	$\Delta G°$ kcal/mol 標準自由エネルギー
ホスホエノールピルビン酸	−14.8
1,3-ジホスホグリセリン酸	−11.8
クレアチンリン酸	−10.3
ATP（→ADP+P_i）	−8.3
グルコース-1-リン酸	−5.0
フルクトース-6-リン酸	−3.8
グルコース-6-リン酸	−3.3
グリセロール-3-リン酸	−2.2

資料）Lehningh, 1975

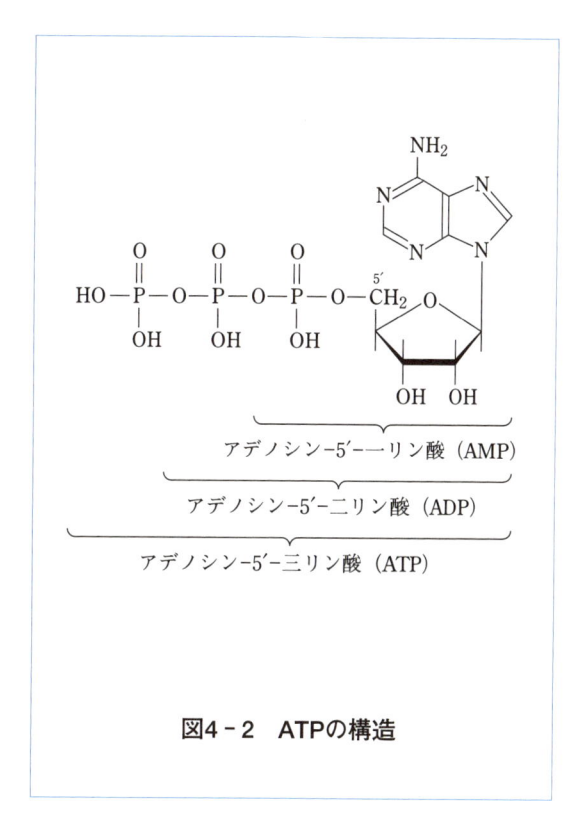

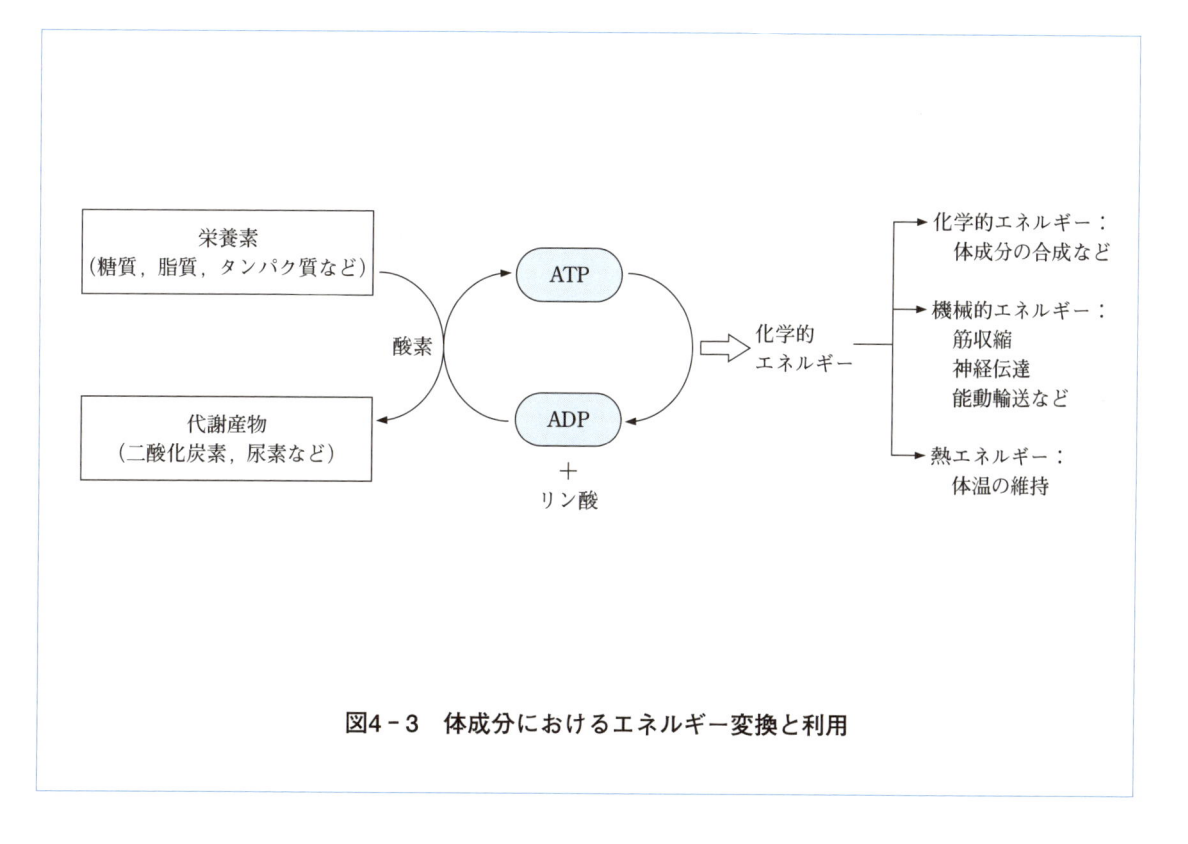

図4-2 ATPの構造

アデノシン-5′-一リン酸（AMP）
アデノシン-5′-二リン酸（ADP）
アデノシン-5′-三リン酸（ATP）

図4-3 体成分におけるエネルギー変換と利用

栄養素（糖質，脂質，タンパク質など） → ATP
酸素
代謝産物（二酸化炭素，尿素など） ← ADP ＋ リン酸

化学的エネルギー
→ 化学的エネルギー：体成分の合成など
→ 機械的エネルギー：筋収縮，神経伝達，能動輸送など
→ 熱エネルギー：体温の維持

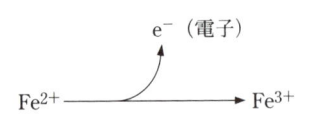

図4-4 鉄イオンの酸化

(1) 酸化酵素（オキシダーゼ）

基質から水素を引き抜いて酸素分子（O_2）に渡す反応を触媒する。反応の結果，酸素は水か過酸化水素に還元される。酸化酵素には，シトクロムオキシダーゼ，フラビン酵素，アルデヒドロゲナーゼなどがある。

(2) 脱水素酵素（ヒドロゲナーゼ）

1つの基質からほかの基質へ水素を転移したり，基質から酸素への電子伝達を触媒する酵素である。NADHデヒドロゲナーゼ，コハク酸デヒドロゲナーゼ，アシル-CoAデヒドロゲナーゼなどの酵素がある。

(3) ヒドロペルオキシダーゼ

過酸化水素をアスコルビン酸，キノン，シトクロムcなどの電子供与体によって還元するペルオキシダーゼと，好気性脱水素酵素の作用によって生じた過酸化水素を分解するカタラーゼがある。

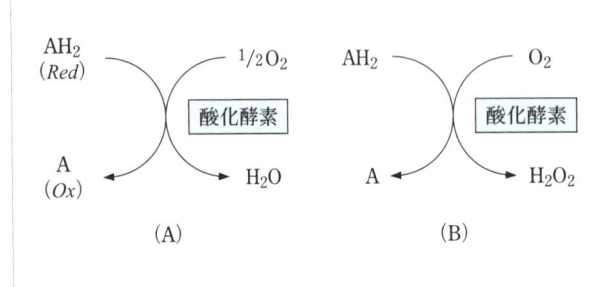

a. 酸化酵素によって行われる代謝物の酸化
（A）はH_2Oを生成する場合，（B）はH_2O_2を生成する場合を示す。（Red：還元物，Ox：酸化物）

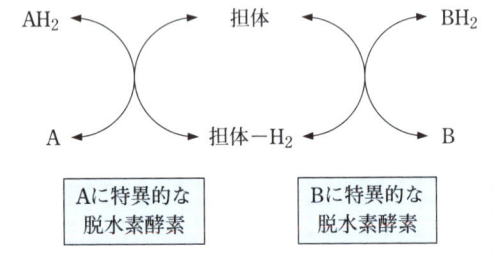

b. 2種の脱水素酵素によって行われる酸化還元反応の抗体（補酵素）による共役

c. ペルオキシダーゼ　$H_2O_2 + AH_2 \longrightarrow 2H_2O + A$

d. カタラーゼ　$2H_2O_2 \longrightarrow 2H_2O + O_2$

e. ジオキシゲナーゼ　$A + O_2 \longrightarrow AO_2$

図4-5 酸化還元酵素

生体を有害な過酸化酸素から防御する作用がある。

（4）酸素添加酵素（オキシゲナーゼ）

基質分子に酸素を添加する反応を触媒する。酸素分子中の両方の酸素原子を基質に取り込ませるジオキシゲナーゼと，酸素1原子だけを基質に取り込ませるモノオキシゲナーゼがある。スーパーオキシド（活性酸素）からの生体の保護，アミノ酸やステロイド代謝，薬物や毒物の除去などに関与する。

2）活性酸素

酸素が種々の組織で還元されると活性酸素[*1]になる。活性酸素には，スーパーオキシド，水酸化ラジカル，ペルオキシラジカルなどがある。

活性酸素は白血球の殺菌作用などに有益な役割を果たしているが，細胞膜や遺伝子に損傷を与えるなど，組織にとっては有害である。このため，生体には，有害な活性酸素をアスコルビン酸，ビタミンE，ユビキノン，グルタチオンのような抗酸化剤などで吸収したり，カタラーゼ，スーパーオキシドジスムターゼ，グルタチオンペルオキシダーゼなどの酵素で分解して，活性酸素による組織への傷害を保護する働きがある。

> [*1] 慢性肉芽腫症と活性酸素
> 慢性肉芽腫症という病気では，白血球が活性酸素をつくることができず，そのためブドウ球菌などの感染症を慢性的にくり返す。

3．電子伝達系と酸化的リン酸化

高エネルギーリン酸化合物であるATPは，すでに述べたように，発エルゴン反応によってエネルギーがADPに移されて生成される（図4-3）。ATPはそのほかにも，細胞小器官のミトコンドリア内にある電子伝達系（呼吸鎖）による酸化的リン酸化反応で大量につくられる。

1）電子伝達系（呼吸鎖）

細胞質にあるミトコンドリア（図4-6）には，

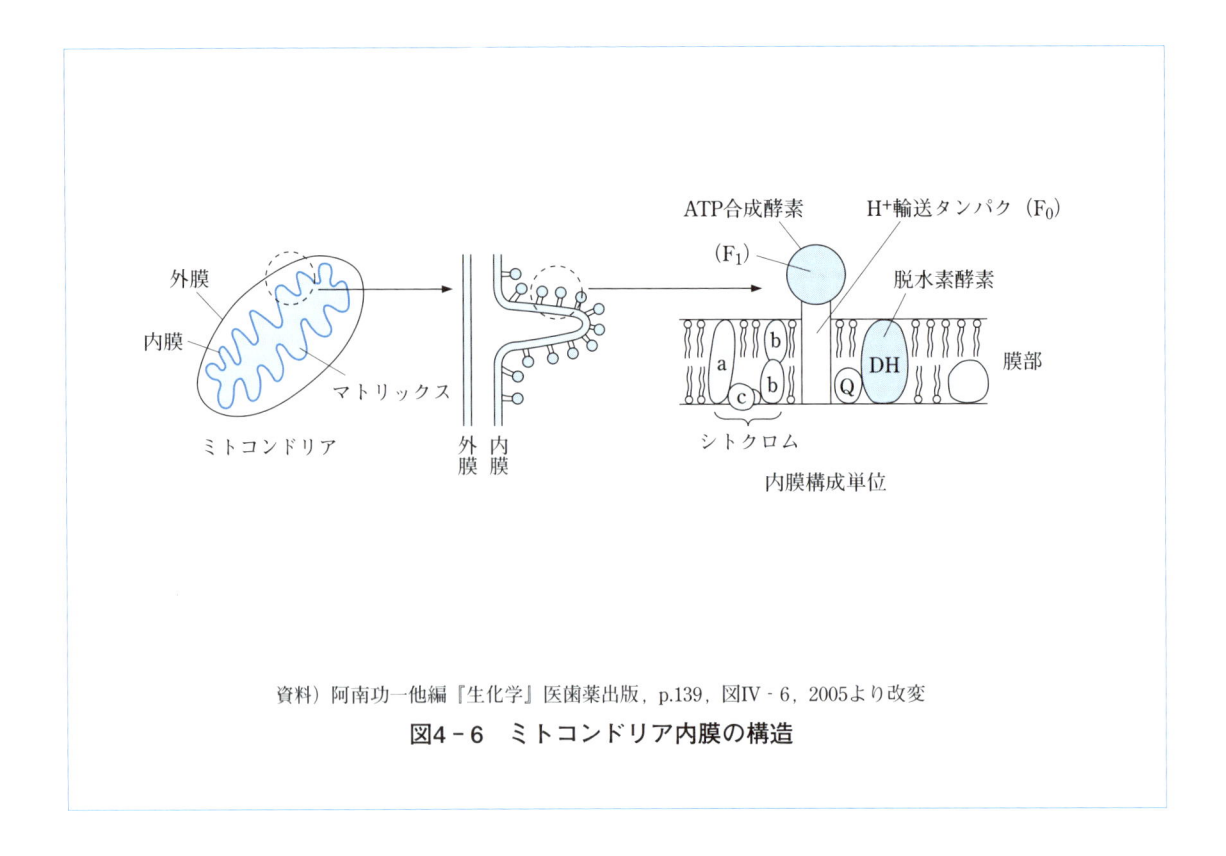

図4-6 ミトコンドリア内膜の構造

資料）阿南功一他編『生化学』医歯薬出版, p.139, 図IV-6, 2005より改変

多くの酸素や電子を伝達するタンパク質（シトクロムといわれる色素タンパク質）が含まれている。糖質，脂質，タンパク質が酸化されて基質から遊離された水素は，ミトコンドリア[*2]にある電子伝達系と呼ばれる一連の酸化還元反応系によって酸素と結合し，水を生じる（図4-7）。電子伝達系には呼吸酸素が使われるので，呼吸鎖とも呼ばれる。

基質から遊離した水素原子は，NADまたはFADによって受け取られる。この際，水素原子は電子（e^-）を放出して水素イオンとなり，負の電荷をもった電子が一連の酸化還元酵素の間を次々に受け渡されていく。この過程において，ADPから酸化的リン酸化反応によって多量のATPがつくられる。生体内にあるATPのおよそ95％は電子伝達系で供給される。

2）ATP合成酵素

ミトコンドリアの内膜にはATP合成酵素が存在し，PiとADPからATPを合成する反応を触媒する。ATP合成酵素は，ミトコンドリア内膜の内側に，ATPを合成するリン酸化タンパク質複合体として散在している。

3）化学浸透圧説と脱共役剤

化学浸透圧説は呼吸鎖で起こる酸化とリン酸化が共役するメカニズムを説明するものである（Mitchell）。

呼吸鎖を構成する電子伝達体の酸化によって放出されるエネルギーは水素イオン（H^+）を膜の外に排出し，ミトコンドリア内膜の内外において電気化学的ポテンシャルを生じる。この電気化学的ポテンシャルが膜を貫通しているATP合成酵素によってADPとPiからATPをつくるのに使われる。

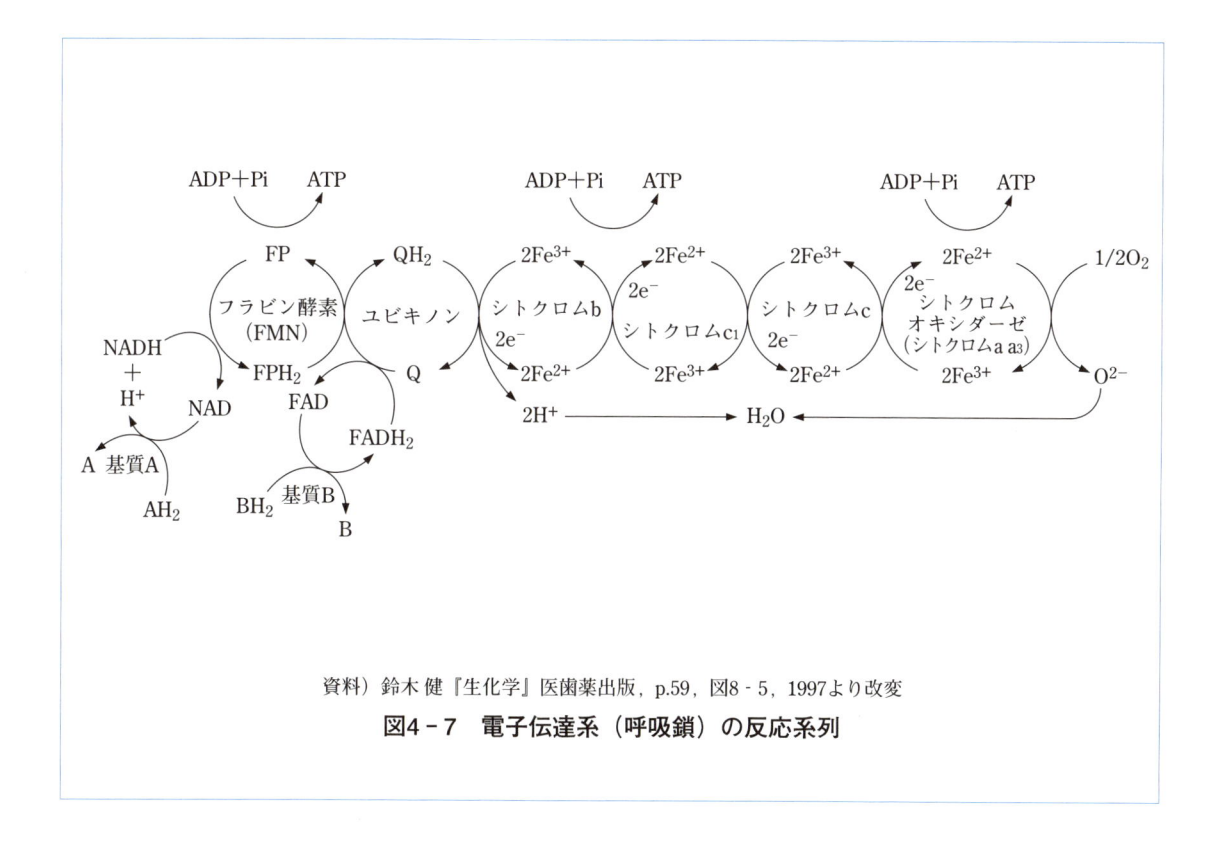

図4-7 電子伝達系（呼吸鎖）の反応系列

資料）鈴木 健『生化学』医歯薬出版，p.59，図8-5，1997より改変

ジニトロフェノール，ジニトロクレゾール，ペンタクロロフェノールなどの脱共役剤は，電子伝達系で起こる酸化反応とリン酸化反応を脱共役してATPの合成を阻害し，生体に対して毒性を発揮する。

＊2 ミトコンドリア
ミトコンドリアはエネルギーを大量に産生するので，筋肉や中枢神経系などに多く分布する。このため，ミトコンドリアに異常のあるミトコンドリア病では，中枢神経系の異常や筋肉症状があらわれ，ミトコンドリア脳筋症と呼ばれる病態を発症する。

◆ 演習問題

問題1． 正しい記述はどれか。
(a) 糖質1gは約9.3kcalのエネルギーを産生する。
(b) 発エルゴン反応では，自由エネルギーが増加する。
(c) ATPはリン酸結合が加水分解されるときに大量のエネルギーを放出する。
(d) 生体内における反応で，水素原子または電子を受け取る反応を酸化という。
(e) 代謝における同化では，自由エネルギーを減少させる。

問題2． 酸化還元酵素でないのはどれか。
(a) オキシダーゼ
(b) オキシゲナーゼ
(c) クレアチンキナーゼ
(d) ヒドロゲナーゼ
(e) ヒドロペルオキシダーゼ

問題3． 電子伝達系について誤った記述はどれか。
(a) 電子伝達系は呼吸鎖とも呼ばれる。
(b) 電子伝達系は細胞内のゴルジ装置にある。
(c) 基質から遊離した水素は酸素と結合して水を生じる。
(d) シトクロムは電子を伝達する色素タンパク質である。
(e) ADPは酸化的リン酸化反応によって大量のATPを産生する。

◎解 答
問題1．(c) ▶ p.31〜32参照
問題2．(c) ▶ p.34〜35参照
問題3．(b) ▶ p.35〜36参照

chapter 5 中間代謝の概要

〈学習のポイント〉

①アセチルCoAは糖質，脂質，タンパク質の共通な中間代謝体である。
②アセチルCoAはクエン酸回路（クレブス回路，TCAサイクル）で反応を受け，発生した水素が電子伝達系で生体酸化を受け，大量のATPが産生される。
③糖質は，解糖系で無気的にピルビン酸と乳酸にまで分解される。
④ピルビン酸はアセチルCoAを経てクエン酸回路に入り，酸化的リン酸化反応で大量のATPを産生する。
⑤脂質は脂肪酸のβ酸化を経てアセチルCoAとなり，クエン酸回路に入る。
⑥タンパク質はアミノ酸に分解され，炭素骨格がアセチルCoAとなってクエン酸回路に入る。

栄養素が体内でさまざまな化学変化を受け，同化または異化されていく過程を中間代謝という。

食物に含まれる糖質，脂質，タンパク質は，消化，吸収されて加水分解され，グルコース，脂肪酸，アミノ酸にまで分解される。そして，それぞれの代謝経路で処理され，共通な代謝中間体であるアセチルCoA（アセチル基が補酵素のCoAと結合したもので，活性酢酸ともいう。$CH_3-CO-S-CoA$）になる。

アセチルCoAはミトコンドリアにあるクエン酸回路（クレブス回路，TCAサイクル）に送られ，脱炭酸反応によって炭素がCO_2となって放

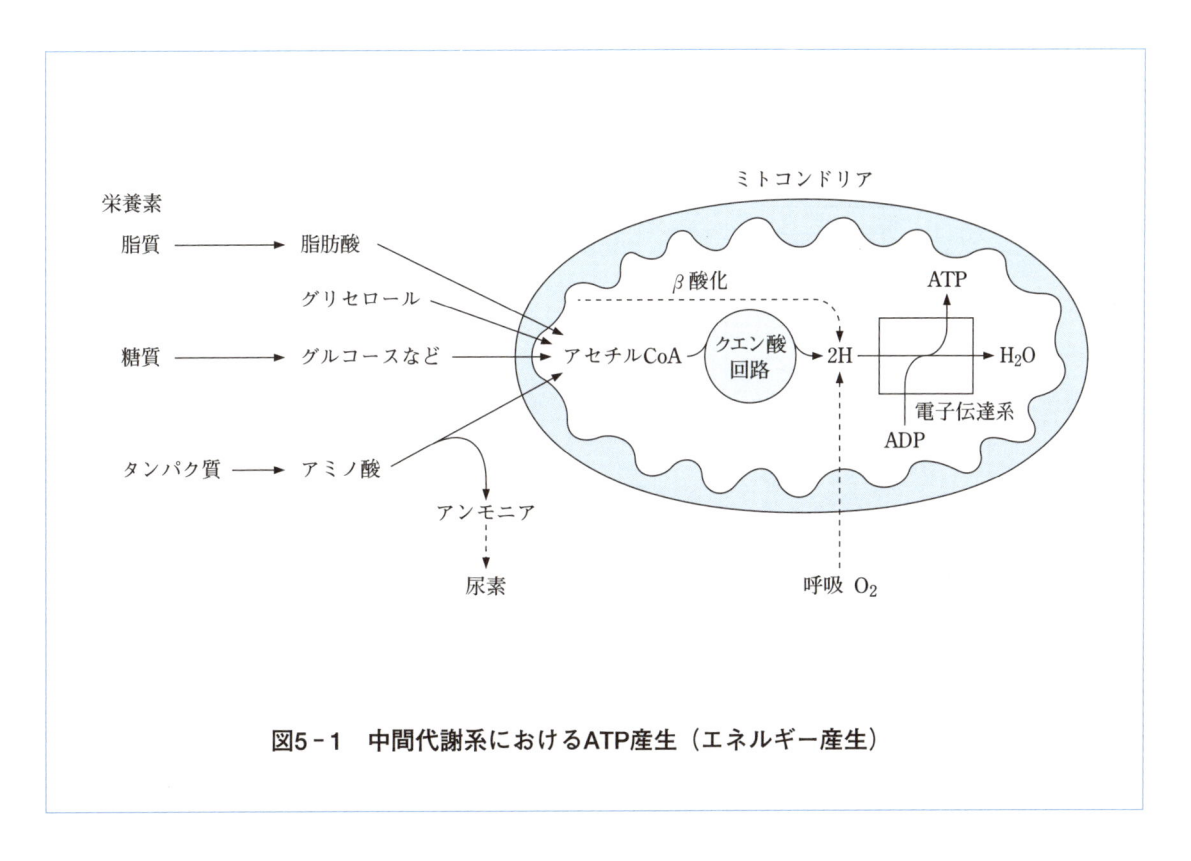

図5-1 中間代謝系におけるATP産生（エネルギー産生）

出され，炭素骨格は分解される。この過程で水素が脱水素反応によって遊離し，電子伝達系（呼吸鎖）に運ばれて生体酸化を受け，呼吸で取り入れた酸素と結合してH_2Oとして放出される。このとき大量の化学的エネルギーが発生し，ATPとして蓄えられる（図5-1）。

1. 代謝経路

1）糖質代謝（図5-2）

食事で摂取した糖質は，消化酵素の働きで単糖類にまで分解されて小腸粘膜で吸収される。そして門脈を介して肝臓に運ばれ，糖質はグリコゲンや脂肪として貯蔵される。

糖質は，解糖系，クエン酸回路，電子伝達系を経て最終的にはCO_2とH_2Oにまで分解されるが，この過程で大量のエネルギーを産生する。

解糖系（エムデン-マイヤーホフ経路）では，酸素を必要としない無気的代謝で，グルコースがピルビン酸と乳酸にまで分解される。

一方，クエン酸回路は酸素の供給を受けて起きる代謝経路で，ピルビン酸からアセチルCoAに変換され，完全酸化によってCO_2とH_2Oになる。そして，酸化的リン酸化反応で多量の自由エネルギーをATPとして蓄える。

このように，グルコースは大量のエネルギーを発生するので，生体にとって主要な燃料であるといえる。

なお，生体内では，乳酸，アミノ酸，グリセロールなど，糖質以外の前駆物質からもグルコースを生成することができる。この過程を糖新生[*1]といい，血糖値を一定に維持するのに重要である。

2）脂質代謝（図5-3）

食物から摂取された脂質，また皮下などに貯蔵

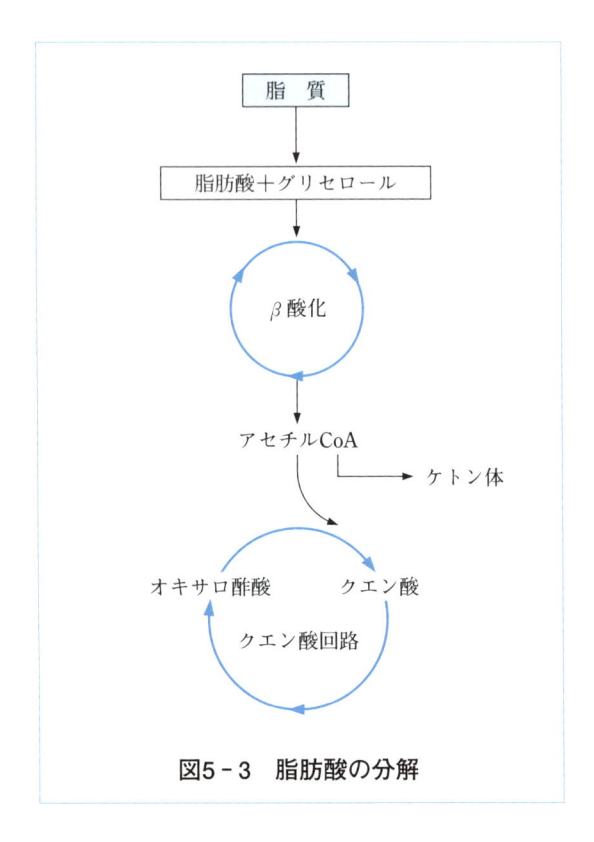

図5-2 糖質の代謝

図5-3 脂肪酸の分解

されていた貯蔵脂肪も，エネルギーとして利用されるときは，加水分解によって脂肪酸を生じ，これが次のように酸化分解される。

まず，脂質の分解によって生じた脂肪酸は，β酸化によってアセチルCoAをつくる。生じたアセチルCoAはクエン酸回路に入って代謝される。そして電子伝達系で大量のATPを産生し，エネルギー源となる。

3) アミノ酸代謝

アミノ酸はタンパク質の合成に使われたり，核酸やホルモンなど，多くの重要な生体化合物の前駆体になる。アミノ酸には，体内で合成することができないために食物から摂取しなければならない必須アミノ酸と，体内でも合成できる非必須アミノ酸とがある。体内でアミノ酸が合成される際には，合成中間体がほかの過剰なアミノ酸からの窒素をアミノ基転移反応によって受け取る。

アミノ酸は脱アミノ化を受け，アミノ窒素の過剰分は尿素として除かれる。残りの炭素骨格は，クエン酸回路に入ってCO_2へと酸化されてエネルギーを発生したり，グルコースをつくるのに利用される（糖新生）。

2．代謝経路の調節

生体内で行われる中間代謝での反応は，酵素によって調節される。

1）平衡反応，非平衡反応（図5-4）

酵素反応の速度は，基質の濃度に依存して変化する。

基質（A）が多ければ基質（A）→生成物（B）への反応が促進される。生成物（B）が蓄積すれば生成物（B）は競合阻害剤として作用し，基質（A）→生成物（B）への反応は抑制される。

＊1　糖新生
グルコースは脳の機能を保つ働きをもつなど，生命を維持するうえで，きわめて重要である。このため，糖以外の栄養素からもグルコースがつくられるようなしくみになっている。

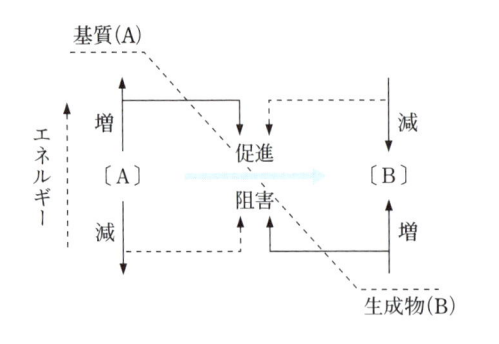

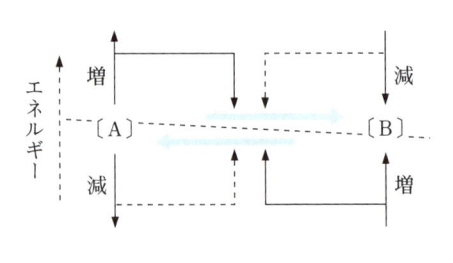

↑↓は物質A，Bの濃度の増・減を示す。実線部は物質の増効果，破線部は減効果を示す。左図はエネルギー差が大きいときの非平衡反応（不可逆反応），右図はエネルギー差が小さいときの平衡反応（可逆反応）を示す。

資料）阿南功一他編『生化学』医歯薬出版，p.70，図Ⅴ-14，2001より改変

図5-4 基質および生成物による調節

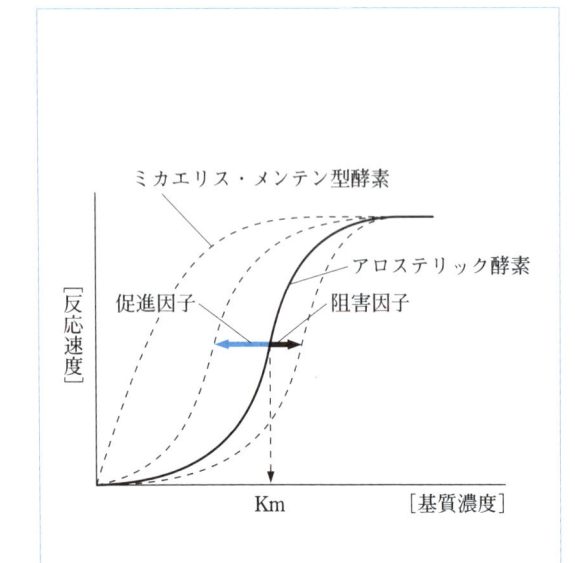

図5-5 アロステリック酵素による反応曲線

　基質（A）と生成物（B）間のエネルギー差が大きければ，生成物（B）による反応抑制効果は小さく，基質（A）から生成物（B）への一方向反応になる（非平衡反応，不可逆反応）。逆に，基質（A）と生成物（B）の間のエネルギー差が小さければ，生成物（B）が蓄積するとB→Aのように反応が逆流することになる（平衡反応，可逆反応）。

2）アロステリック機構（図5-5）

　一般に，酵素は基質濃度の影響を受け，基質が低濃度では反応速度が速く，基質濃度が高くなると反応速度が一定になる（図2-5）。このような反応曲線を示す酵素をミカエリス・メンテン型酵素という。

　これに対して，アロステリック酵素は，基質の低濃度域では基質濃度に比例せずにより低い反応速度を示し，特定の基質濃度域で急激に反応速度

が上昇するシグモイド型の反応曲線を示す。このため，ごく狭い基質濃度範囲で鋭敏に反応速度をコントロールすることができ，生体反応をコントロールする役割をもっている。

　アロステリック酵素は，活性中心とは異なる部位に調節因子（エフェクター）が結合する部位をもつ。ここに促進因子が結合するとシグモイド曲線は低濃度基質側にシフトし，阻害因子が結合すると高濃度基質域にシフトする。このようにして，アロステリック酵素はコントロールする基質域を変化させることができる。さらに，アロステリック酵素は律速酵素として存在し，一群の酵素が関与して起きる大きな生体反応の流れをコントロールするのに重要である[*2]。

3）ホルモン機構
　ホルモンは，特定の律速酵素の合成を促進して反応系を進行させたり，特定の酵素を間接的にリン酸化して活性化もしくは不活性化して特定の反応系を進行させるなど，酵素反応系を調節する作用がある。

＊2　アロステリック効果
基質以外の物質の酵素タンパク質と結合し，酵素タンパク質の構造に変化を起こして活性を変化させる現象をアロステリック効果という。アロステリック効果を示す酵素をアロステリック酵素という。アロステリック効果は，アロステリック酵素を活性化する場合（アロステリック活性化）と，阻害する場合（アロステリック阻害）がある。これらによって生体反応が調節される。

◆ 演習問題

問題1. 糖質, 脂質, タンパク質に共通な代謝中間体はどれか。

(a) α-ケト酸

(b) アセチルCoA

(c) グリセロール

(d) グルコース-6-リン酸

(e) ケトン体

問題2. アロステリック酵素による基質濃度と反応速度の関係はどれか。

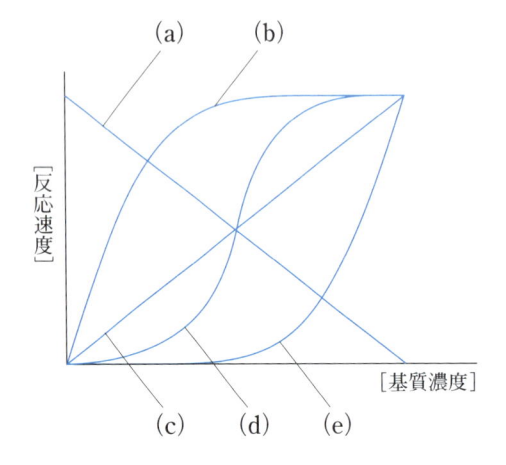

◎解 答

問題1. (b) ▶ p.39参照
問題2. (d) ▶ p.42参照

chapter 6 糖質の代謝

〈学習のポイント〉
①食物中のデンプン，グリコゲンは，膵臓から分泌されるアミラーゼの作用を受けてグルコースとなって吸収される。
②スクロース（ショ糖）は，スクラーゼによってグルコースとフルクトースに分解されて吸収される。
③ラクトース（乳糖）は，ラクターゼによってグルコースとガラクトースに分解されて吸収される。
④グリコゲンは無気的条件では解糖系によってピルビン酸，乳酸に変化し，ATPが産生される。
⑤ピルビン酸は好気的条件でクエン酸回路（TCAサイクル，クレブス回路）に入り，多量のATPが産生される。
⑥血糖値はグルカゴン，アドレナリン，副腎皮質ホルモンなどによって上昇し，インスリンによって低下する。
⑦肝臓に蓄えられたグリコゲンは，必要に応じてグルコースを放出し，血糖値を調節する。

　食物から人間が摂取する主な糖質は，デンプン，グリコゲン，スクロース，ラクトース，グルコースなどである。これらは消化管で消化酵素の働きを受けて消化され，小腸粘膜から吸収される（図6-1）。

　デンプンやグリコゲンは，唾液腺と膵臓から分泌されるアミラーゼによってグルコース，マルトース，イソマルトースに加水分解される。マルトースとイソマルトースは膵液や小腸液に含まれるマルターゼ，イソマルターゼによってグルコースに分解される。

　一方，スクロースは，小腸液のスクラーゼによ

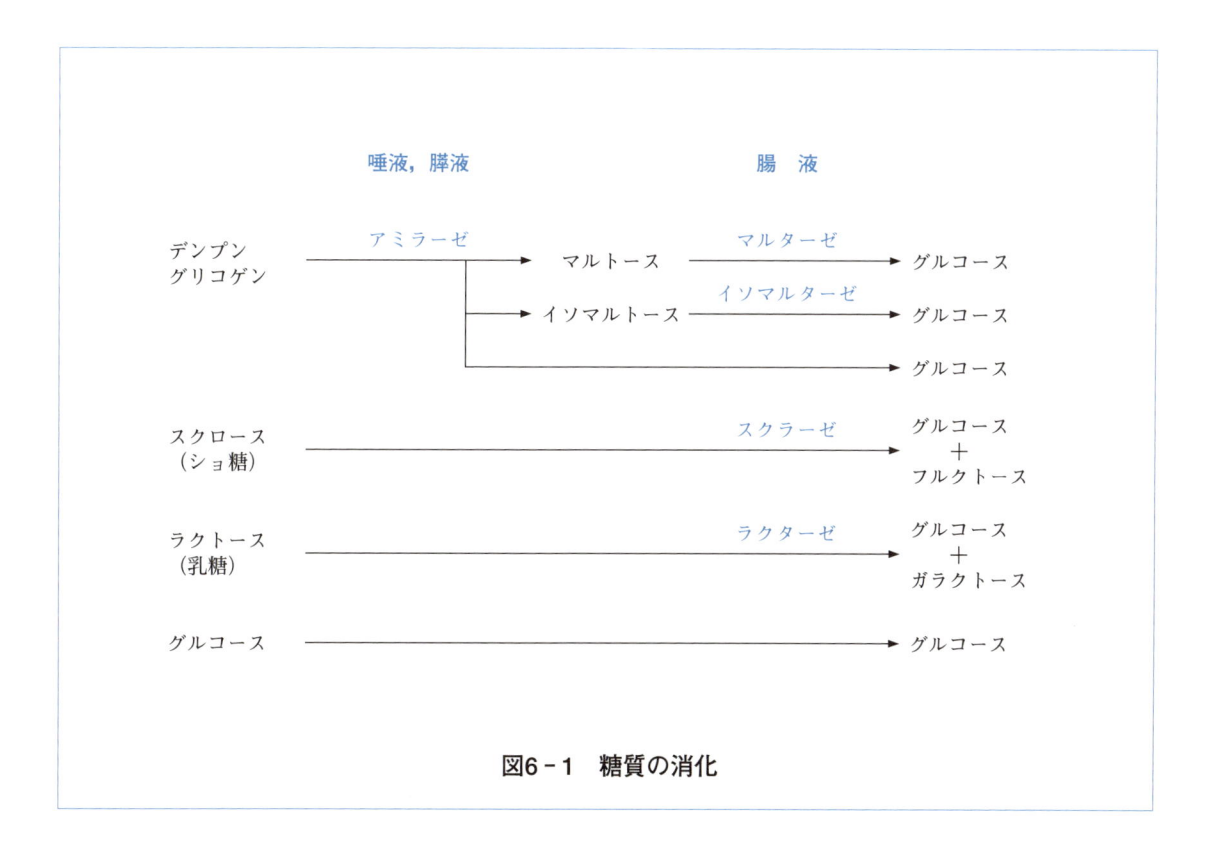

図6-1　糖質の消化

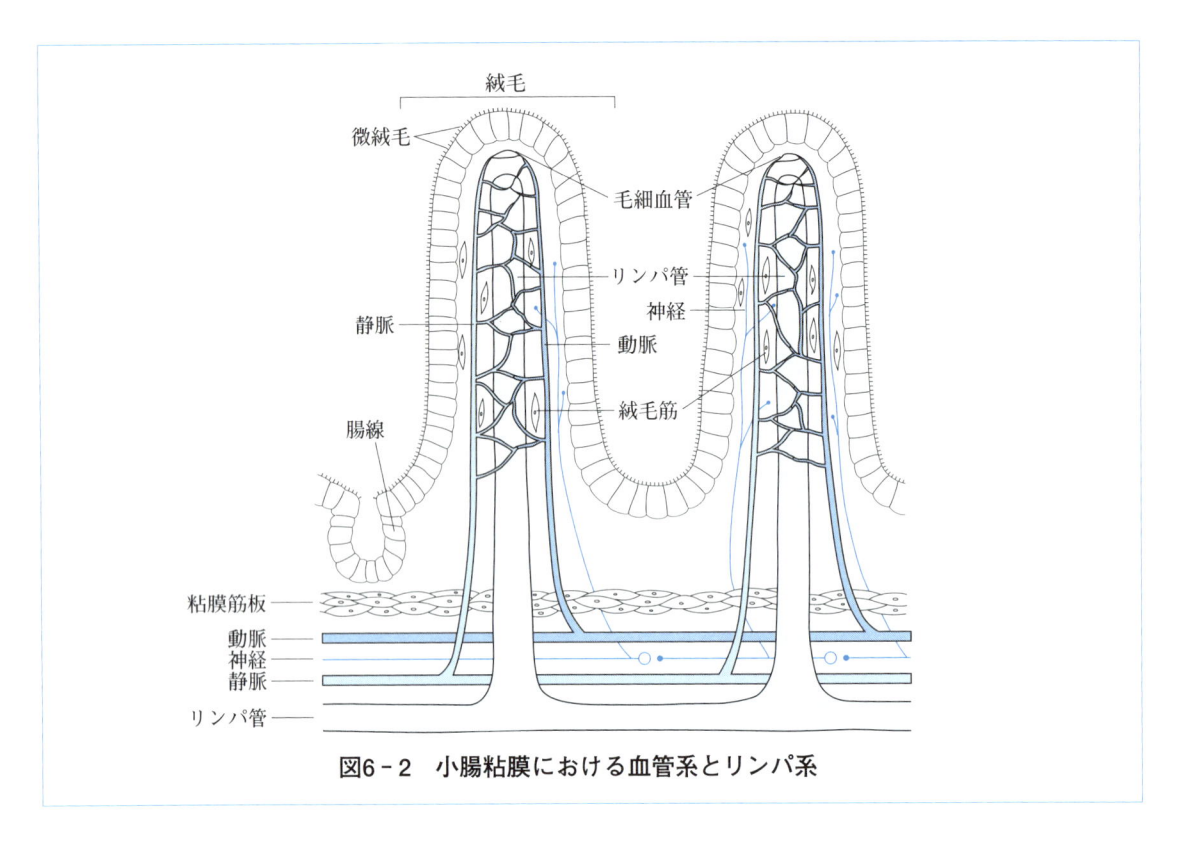

図6-2 小腸粘膜における血管系とリンパ系

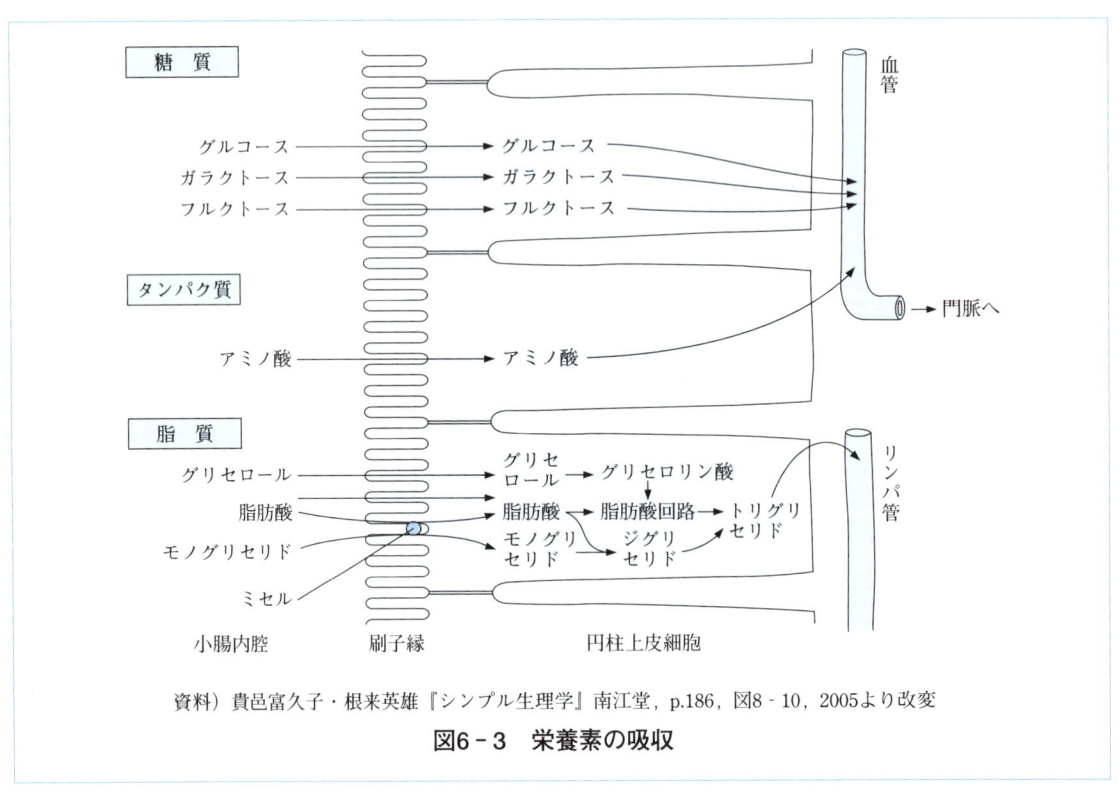

図6-3 栄養素の吸収

資料）貴邑富久子・根来英雄『シンプル生理学』南江堂，p.186，図8-10，2005より改変

chapter6 ● 糖質の代謝

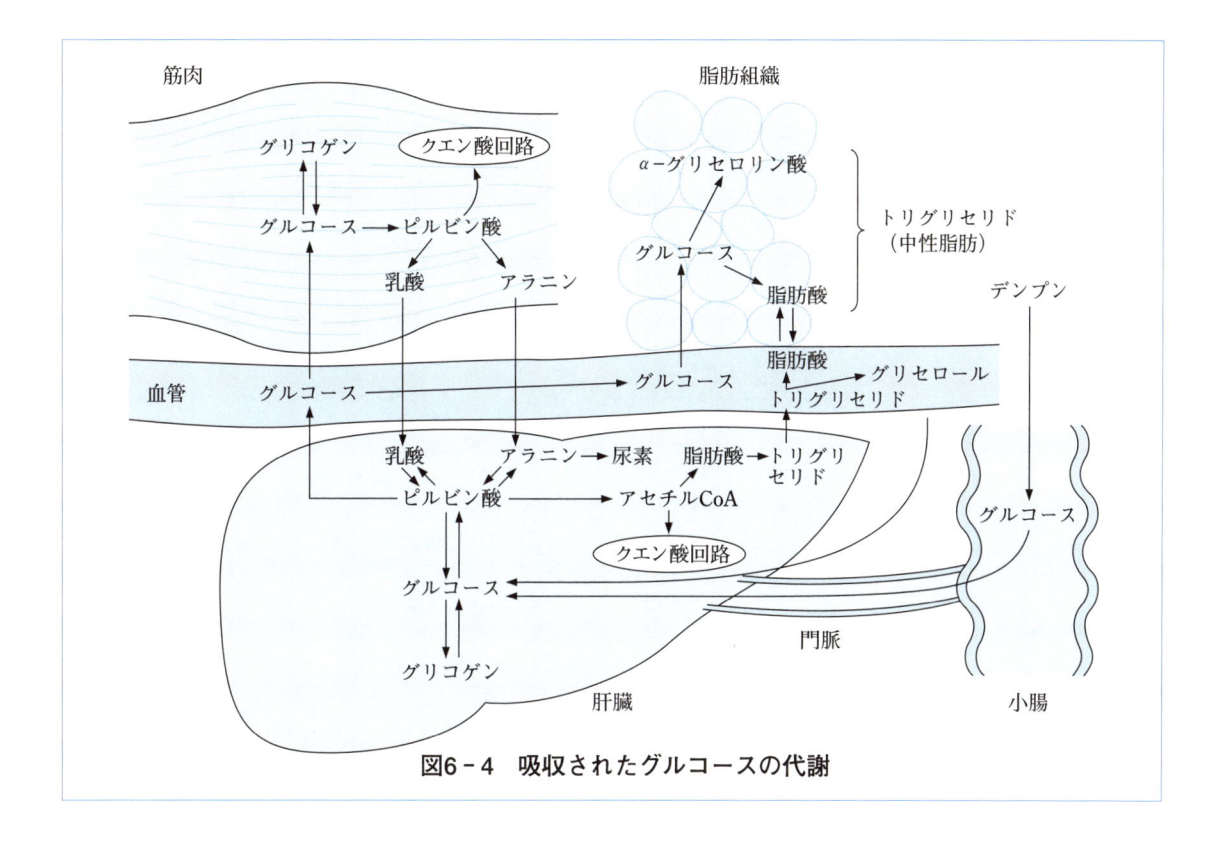

図6-4　吸収されたグルコースの代謝

ってグルコースとフルクトースに分解される。

　ラクトースは，小腸液に含まれるラクターゼによってグルコースとガラクトースに分解される。

　グルコース，フルクトース，ガラクトースは，小腸粘膜の毛細血管に吸収され，門脈を経由して肝臓に運ばれる（図6-2, 3）。

　肝臓でグルコースはグリコーゲンに変換され，エネルギー源として蓄えられる[*1]。フルクトースとガラクトースはグルコースに変換され，代謝される。グリコーゲンは必要に応じてグルコースになって血中に出て，種々の組織でエネルギー源として利用される（図6-4）。

　筋肉では，グルコースはグリコーゲンの形でエネルギー源として蓄えられ，必要に応じて筋収縮や筋タンパク質の合成に利用される。

＊1　グリコーゲン

肝臓に蓄えられたグリコーゲンは，グルコース-6-ホスファターゼの作用によってグルコースを供給する。一方，筋肉にはグルコース-6-ホスファターゼがないため，筋肉に蓄えられたグリコーゲンからは血流中にグルコースを供給できない。

図6-5　共通代謝経路

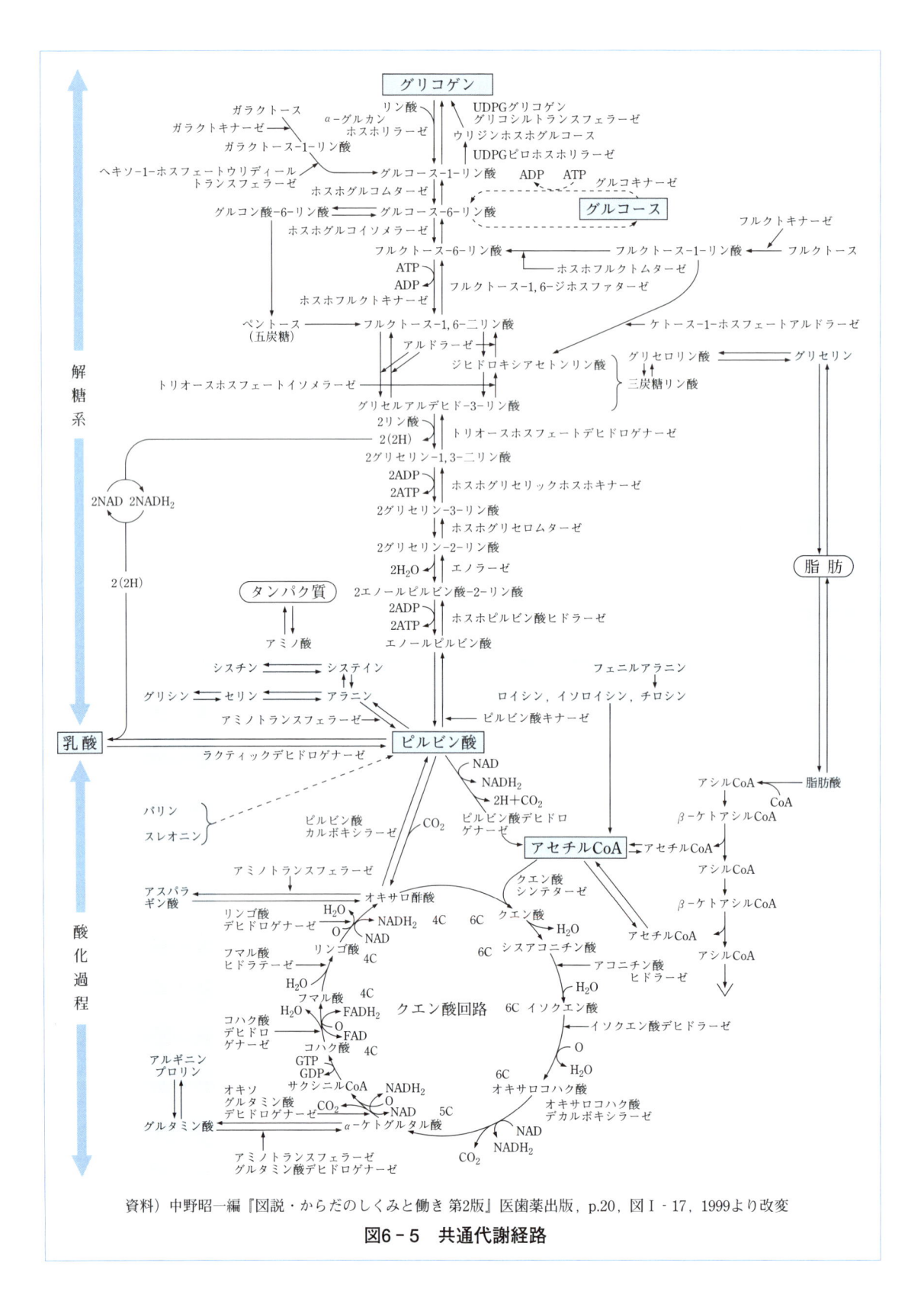

1. 解糖系（図6-5）
　（エムデン-マイヤーホフ経路）

　組織に取り込まれたグルコースがエネルギー源として利用される場合，グルコースがリン酸化されることから代謝がはじまる。

　まず，グルコースの6位にある炭素原子がヘキソキナーゼまたはグルコキナーゼによってリン酸化され，グルコース-6-リン酸（G-6-P）となる。生じたG-6-Pは酵素反応によりピルビン酸となり，さらに乳酸に変化する。この代謝経路を解糖系またはエムデン-マイヤーホフ経路という[*2]。この代謝経路は酸素がない無気的条件で進行してATPを産生するので，嫌気的解糖ともいわれる。

　この反応を触媒する酵素はほぼすべての組織にあり，細胞質で反応が進む。筋肉（白筋）やミトコンドリアがない赤血球などでは，解糖系がエネルギーを産生する主な反応経路になっている[*3]。

　解糖系では，1分子のグルコースから出発すると，4分子のATPが産生される。ただし，2分子のATPが消費されるので，差し引き2分子のATPが産生されることになる。

　なお，解糖系では同時にグリセルアルデヒド-3-リン酸脱水素酵素の作用によってNADHが2分子生成される。NADH1分子は酸素のある好気的条件では電子伝達系で3分子のATPを生成するので，合計して6分子のATPが産生される。

　したがって，グルコース1分子は解糖系で8分子のATPを産生することになる。

2. クエン酸回路（図6-6）
　（クレブス回路，TCAサイクル）

　グルコースは，酸素のない嫌気的な条件では，解糖系で乳酸が最終代謝産物として産生され，グルコース1分子からはわずかに2分子のATPしか

*2　解糖系
発見したEmbden Meyerhofにちなんで，エムデン-マイヤーホフ経路と呼ばれる。

*3　筋肉運動
速い運動の初期では，筋収縮に必要なエネルギーがグリコーゲンの解糖によって無機的代謝で供給される。この結果，筋肉中に乳酸がたまる。

図6-6 クエン酸回路

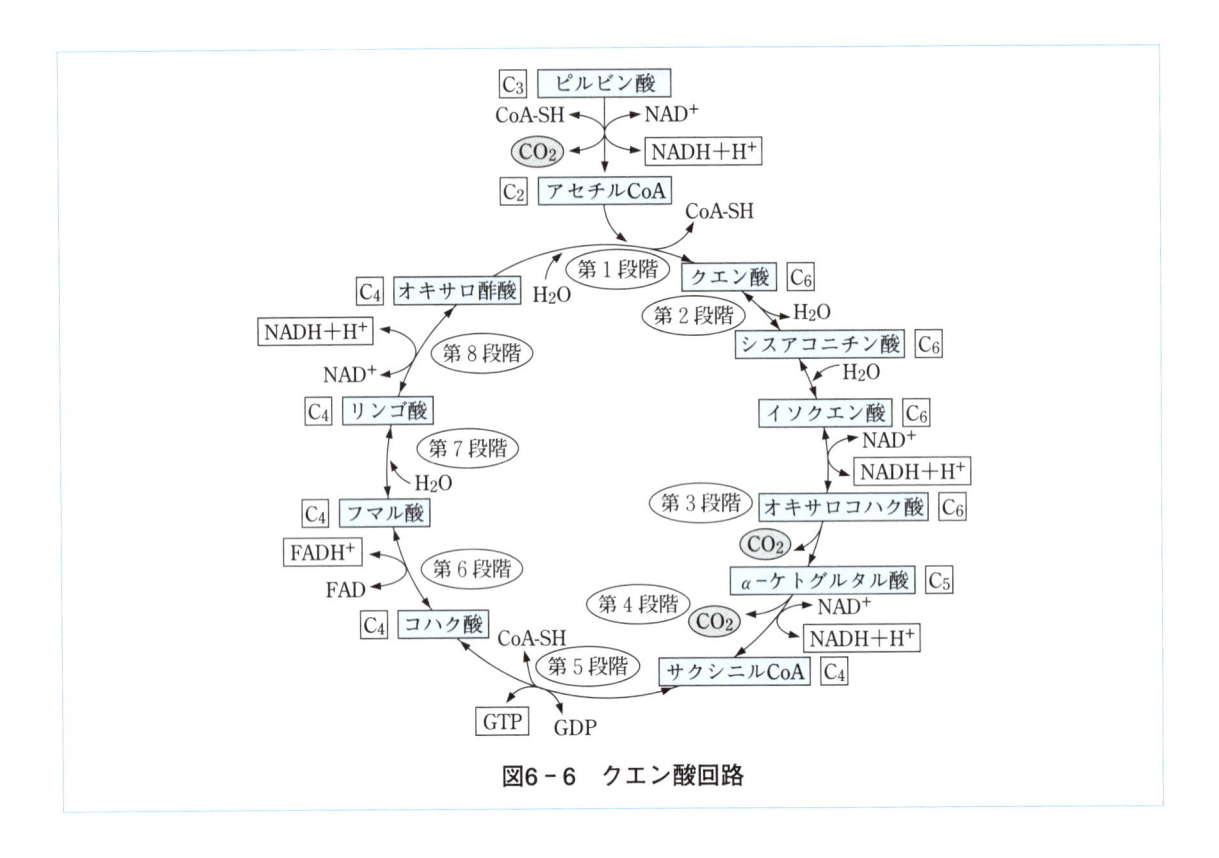

産生できない。つまり、嫌気的条件下では、グルコースの潜在的なエネルギーの約90％が残ったままになってしまい、エネルギーがむだになる。

これに対し、酸素のある好気的条件におかれると、G-6-Pからできるピルビン酸は次に述べるクエン酸回路に進んでCO_2と水にまで完全に酸化される。1分子のグルコースから生じる2分子のピルビン酸が酸化されてCO_2にまで代謝されると、大量のエネルギーを産生することができる。

グルコースの好気的な代謝は細胞内のミトコンドリア[*4]で行われる。

ミトコンドリアの中でグルコースの代謝産物はCO_2と水にまで完全に酸化され、大量のATPを産生し、これで活動エネルギーが得られる。この代謝経路は、解糖系のように酵素系が直線的に進むのではなく、ピルビン酸から生じるアセチルCoAがクエン酸となり、これを出発点としてサイクルをぐるぐると回るように反応が進む。反応の出発がクエン酸であることからクエン酸回路と呼ばれる[*5]。さらに、カルボキシル基を3つ含むトリカルボン酸で反応が進むことからTCAサイクル（tricarboxylic acid cycle）とも呼ばれる。

1) クエン酸回路の概略

解糖系でグルコースから生成されたピルビン酸は、炭酸と水素が除去されて、炭素2分子を含んだアセチルCoAになる。

アセチルCoAはオキサロ酢酸と結合してクエン酸となり、生じたクエン酸はクエン酸回路に入り、サイクルを一巡する間に2つの炭素原子が2分子のCO_2となって放出されていき、オキサロ酢酸が生成される。ここで生じるオキサロ酢酸は再びクエン酸の産生に利用されることになる。

なお、クエン酸回路は糖質からエネルギーを産生するためだけの代謝系ではなく、脂肪酸やアミノ酸から生じるアセチル基の酸化経路としての役

割もある。

クエン酸回路で作用する酵素群は，肝臓や筋肉など多くの組織に存在している。これらの酵素群は，細胞内のミトコンドリア内膜の表面に付着したり，マトリックスに遊離した状態で存在している。このことは，ミトコンドリアにある電子伝達系（呼吸鎖）の酵素群に還元当量をわたすのに好都合である（図5-1）。

2）クエン酸回路の反応（図6-6）

クエン酸回路は，円形の循環プールのような状態で反応が進行することに特徴がある。

まず解糖系で生じたピルビン酸は，NADHを生成してアセチルCoAとなって，クエン酸回路に導入される。アセチルCoAは，クエン酸シンセターゼの作用によってオキサロ酢酸と縮合してCoAを遊離してクエン酸となる。

クエン酸はシスアコニチン酸（cis-アコニット酸）を経てイソクエン酸，オキサロコハク酸となり，$α$-ケトグルタル酸とCO_2を生じる。このとき2個目のNADHが生成される。

続いて$α$-ケトグルタル酸は酸化的脱炭酸反応を受けて，サクシニルCoAとCO_2を生成し，同時に3個目のNADHが生成される。サクシニルCoAはCoAを遊離して，コハク酸が合成される。このときには，高エネルギーリン酸化合物のグアノシン三リン酸（GTP）が生成され，GTPからはATPが生成される。

コハク酸はフマル酸，リンゴ酸になり，さらにオキサロ酢酸が生成されて，再びクエン酸回路の初期段階反応に戻る。これらの過程では，$FADH_2$と4個目のNADHが産生される。

3）クエン酸回路でのエネルギー産生

クエン酸回路では，NADHが産生される反応が4カ所，$FADH_2$の産生される反応が1カ所ある。さらに，基質レベルの酸化によるATP産生が1カ

*4　**ミトコンドリア**
ミトコンドリアはエネルギーを産生する工場のような役割をもつ，細胞の小器官である。直径は約1μmの細長い顆粒様構造をしている。代謝活動の活発な肝臓の細胞には約800個のミトコンドリアがあり，細胞容積の約20％を占める。

*5　**クエン酸回路**
発見したSir Hans Krebsにちなんでクレブス回路とも呼ばれる。

所ある。グルコース1分子からはアセチルCoAが2分子できるので，クエン酸回路はグルコース1分子につきクエン酸回路が2回まわることになり，NADHが8分子，$FADH_2$が2分子生成される。また，基質レベルの酸化によるATPが2分子できることになる。

そこで，クエン酸回路を介したATP産生量はグルコース1分子あたり合計して38分子となる。

酸素がない嫌気的条件では，ピルビン酸はクエン酸回路に入らずに乳酸となり，また，呼吸鎖が作動しないので解糖系で生成されたNADHからはATPが生成できない。すなわち，酸素のない条件ではグルコース1分子から2分子のATPしか産生されない。

これに対し，好気的条件では，クエン酸回路でグルコース1分子から38分子ものATPが産生される。つまり，好気的条件では嫌気的条件に比べて19倍ものエネルギーを生み出す効率的な代謝が行われる。

3. 五炭糖リン酸経路 （ペントースリン酸経路，ヘキソースリン酸分路）

グルコース-6-リン酸がかかわる代謝経路の1つに，五炭糖リン酸経路がある。

五炭糖リン酸経路は，ATP産生にはつながらない酸化的経路で，脂肪酸やステロイドの還元的合成に必要な$NADPH+H^+$を生成する酸化的過程と，およびヌクレオチドや核酸の合成に必要な五炭糖リン酸（ペントースリン酸）を生成する炭素鎖交換という2つの過程がある（図6-7）。この経路に作用する酵素系は細胞質内にある。

酸化的過程は，肝臓，脂肪組織，副腎皮質，甲状腺，赤血球，生殖腺，授乳中の乳腺など，脂肪

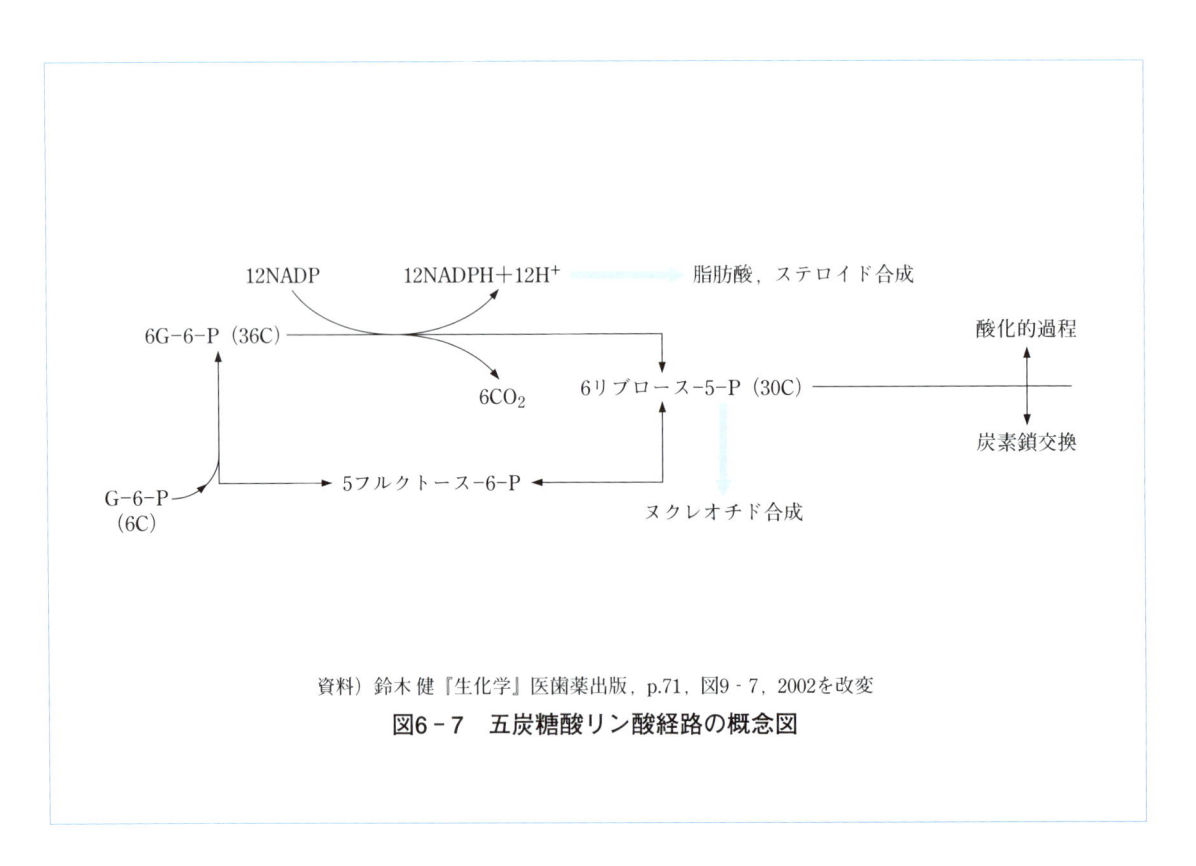

資料）鈴木健『生化学』医歯薬出版，p.71，図9-7，2002を改変

図6-7 五炭糖酸リン酸経路の概念図

酸やステロイド合成の活発な組織で活性が高い。グルコース-6-リン酸はラクトンを経てグルコン酸に酸化され，グルコン酸は脱水素と脱炭酸を受けてリブロース-5-リン酸となる。この酸化反応でNADPH＋H$^+$が産生され，ミトコンドリアの外で進行する脂肪酸やステロイドなどの合成，アミノ酸代謝などの還元反応に水素を供給する[*6]。

炭素鎖交換では，リブロース-5-リン酸からキシリロース-5-リン酸とリボース-5-リン酸に変化し，最終的にはフルクトース-6-リン酸が生成される。フルクトース-6-リン酸は解糖系酵素により，グルコース-6-リン酸に再生される。炭素鎖交換の過程はほとんどすべての組織で進行し，リボース-5-リン酸は酸化的過程を経ないでグルコース-6-リン酸から生成できるので，骨格筋でのヌクレオチド合成に重要である。

> *6　酸化的過程
> 酸化的過程で水素を供給するのは，次の反応による。
> 6G-6-P＋12NADP
> →5G-6-P＋6CO_2＋12NADPH＋12H$^+$＋Pi

4．糖新生と血糖調節

1）糖新生

グルコースは重要なエネルギー供給源であり，血糖を維持し，各組織へグルコースを補給することはきわめて大切である。とくに脳・神経系，赤血球，嫌気的条件下での筋肉などではグルコースしかエネルギー源として利用できず，グルコースの供給がきわめて重要である。

もしも食物から必要なだけの糖質が供給されない場合，糖質しか利用できない組織にエネルギーを供給するためには，体内で糖質がつくられなければならないことになる。

糖原性アミノ酸，乳酸，グリセロール，プロピオン酸など，糖質以外の物質からグルコースやグリコゲンへと変換することを糖新生という。糖新生は，主として肝臓で，一部は腎臓で行われる。

肝臓でグルコースを合成する主な原料の1つに乳酸がある。急激な運動を行ったときの筋肉や，

図6-8 糖新生経路

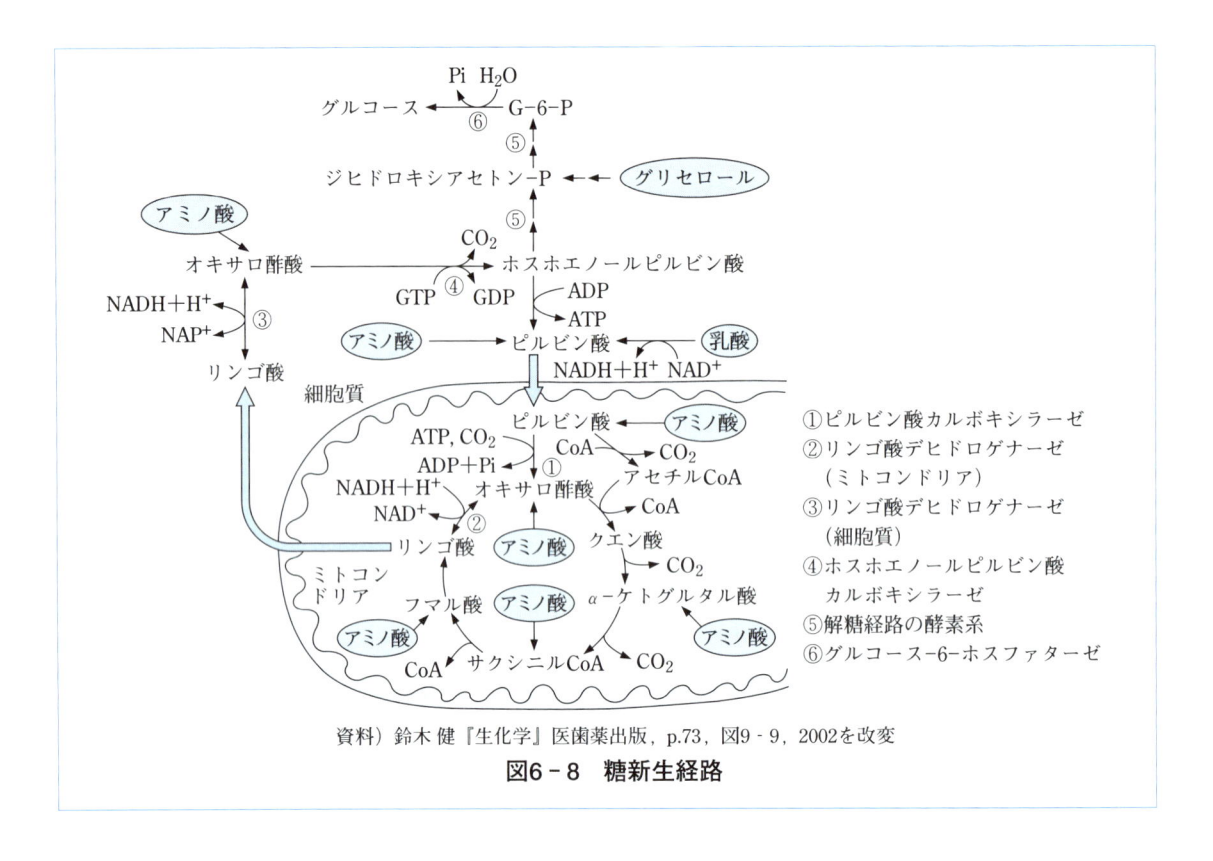

資料）鈴木 健『生化学』医歯薬出版, p.73, 図9-9, 2002を改変

ミトコンドリアのない赤血球では、グルコースから解糖系でピルビン酸を生じるが、ピルビン酸はクエン酸回路に入らずに乳酸に代謝される。つくられた乳酸は血中に入り、肝臓に運ばれ、ここでグルコースに再合成される。そして、グルコースが再び血液循環に入って各組織に運ばれ、エネルギー源として利用される。この過程を乳酸回路またはコリ回路と呼ぶ（図6-4、図6-8）。

また、飢餓の状態になると筋肉の異化が進む。このような場合には、筋肉からアミノ酸、とくにアラニンが肝臓に運ばれ、ピルビン酸に変換されてグルコースの合成に用いられる（図6-4、図6-8）。つくられたグルコースは血液を介して筋肉に運ばれ、筋肉のエネルギー源として利用される。この経路はグルコース-アラニン経路と呼ばれ、アミノ窒素を筋肉から肝臓へ運び、そして自由エネルギーを肝臓から筋肉へ移すことになる。

糖新生は一部はミトコンドリアで進行するが、残りの反応は細胞質内で進められる。糖新生経路はおおむね解糖系の逆コースをたどるが、解糖系には不可逆反応があり、合成と分解の酵素が異なる反応や、迂回しなければならない反応系もある（図6-8）。

2）血糖調節

グルコースはエネルギー源となるほか、脂肪組織でグリセリドを合成するためのグリセロールリン酸の生成、クエン酸回路のメンバーの供給、嫌気的条件での骨格筋のエネルギー源になるなど、生体にとって重要な役割を果たしている。

グルコースは血液を介して各組織に供給されている。定常的にグルコースが各組織に供給されるには、血液中のグルコース濃度（血糖値）が一定に保たれている必要がある。成人では、空腹時において、70〜110mg/dL程度の範囲に維持される。血糖値は、種々のホルモンや自律神経系によって

図6-9 膵臓とランゲルハンス島

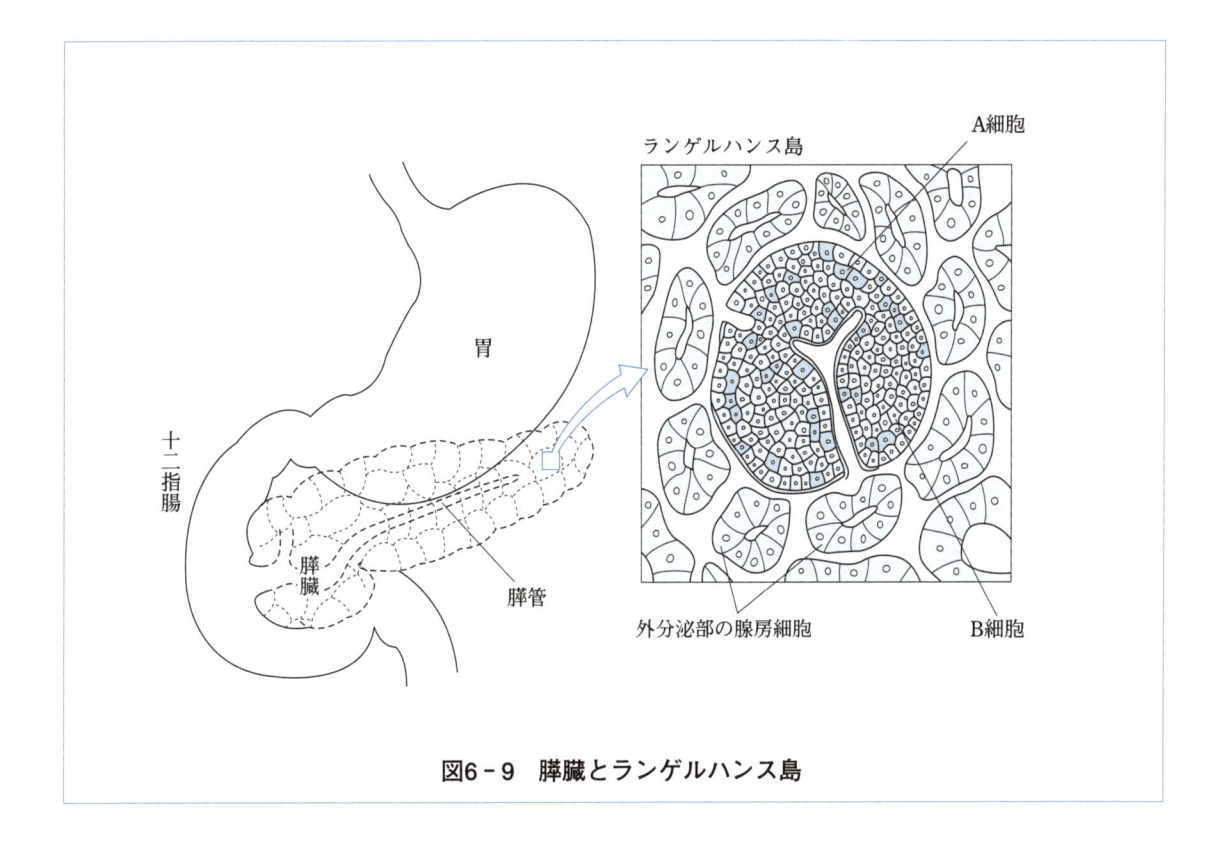

巧妙に調節されている。高くなった血糖値は，膵臓のランゲルハンス島（膵島）*7から分泌されるインスリン*8によって下げられる（図6-9, 10）。また，低くなった血糖値は，グルカゴン，アドレナリン，副腎皮質ホルモンなどの作用で上昇する。

血糖を保つための供給源として，①食事からの糖質摂取，②肝臓グリコゲンの分解，③糖新生の3つがある（図6-11）。

食事によって糖質を摂取すると，グルコース，フルクトース，ガラクトースが小腸粘膜から吸収され，血糖値が上昇する。すると膵臓からのインスリン分泌が亢進し，グルコースは肝臓・筋肉・脂肪組織などへの取り込みが促進される。取り込まれたグルコースは，肝臓や筋肉でグリコゲン合成に，脂肪組織などでは脂肪の合成に利用される。これらの結果，血糖値は下降し，食後2時間には血糖値はほぼ食前のレベルになる。

しばらく食事をとらなかった場合，膵臓から分

*7 ランゲルハンス島
膵臓は主として消化酵素を分泌する腺房からなるが，その中に1～2％ほどを占めるランゲルハンス島という細胞集団がある。成人の膵臓には約100万個ある。ランゲルハンス島には，インスリンを分泌するB細胞（β細胞），グルカゴンを分泌するA細胞（α細胞），ソマトスタチンを分泌するD細胞（δ細胞）などがある。

*8 インスリン
インスリンは1921年にカナダのバンティングとベストによって発見された。糖質代謝を調節し，血糖値を保つのに重要なホルモンである。ランゲルハンス島B細胞でプロインスリンとして合成され，切断酵素によって分子量5,764のインスリンになり，活性を発揮する。

図6-10　インスリン

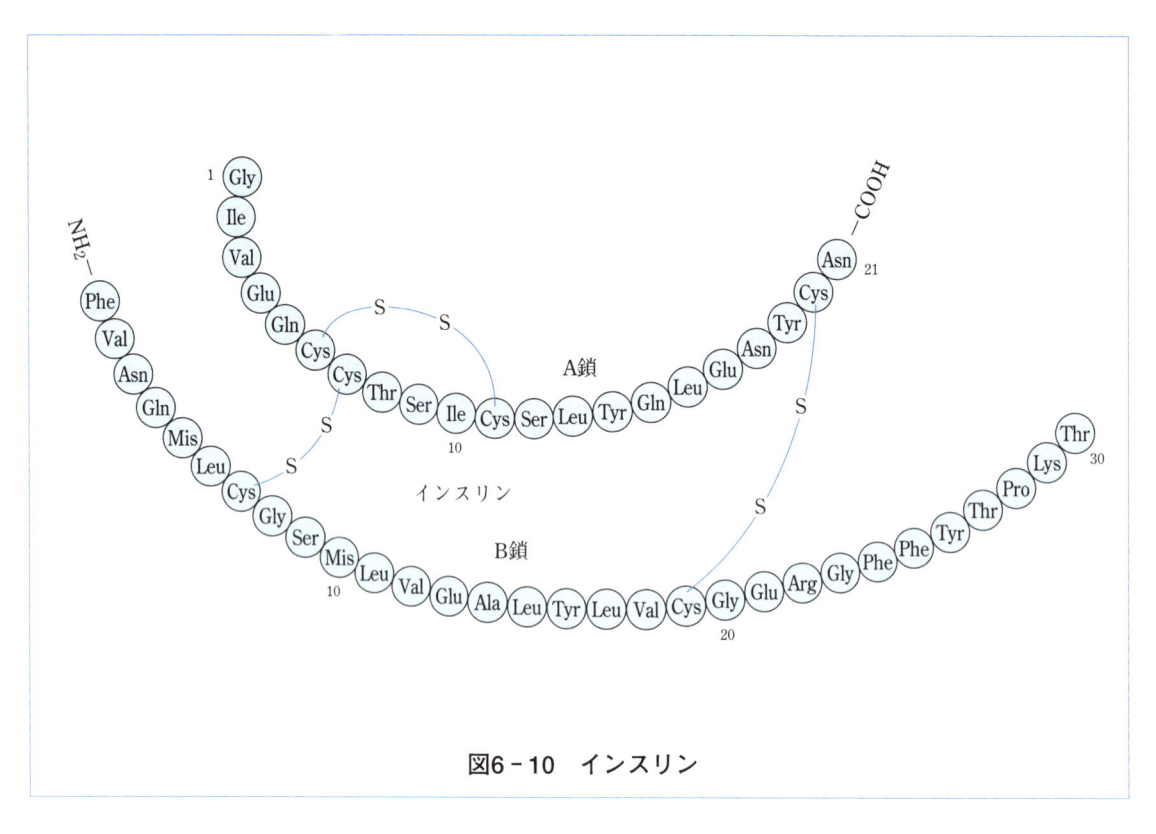

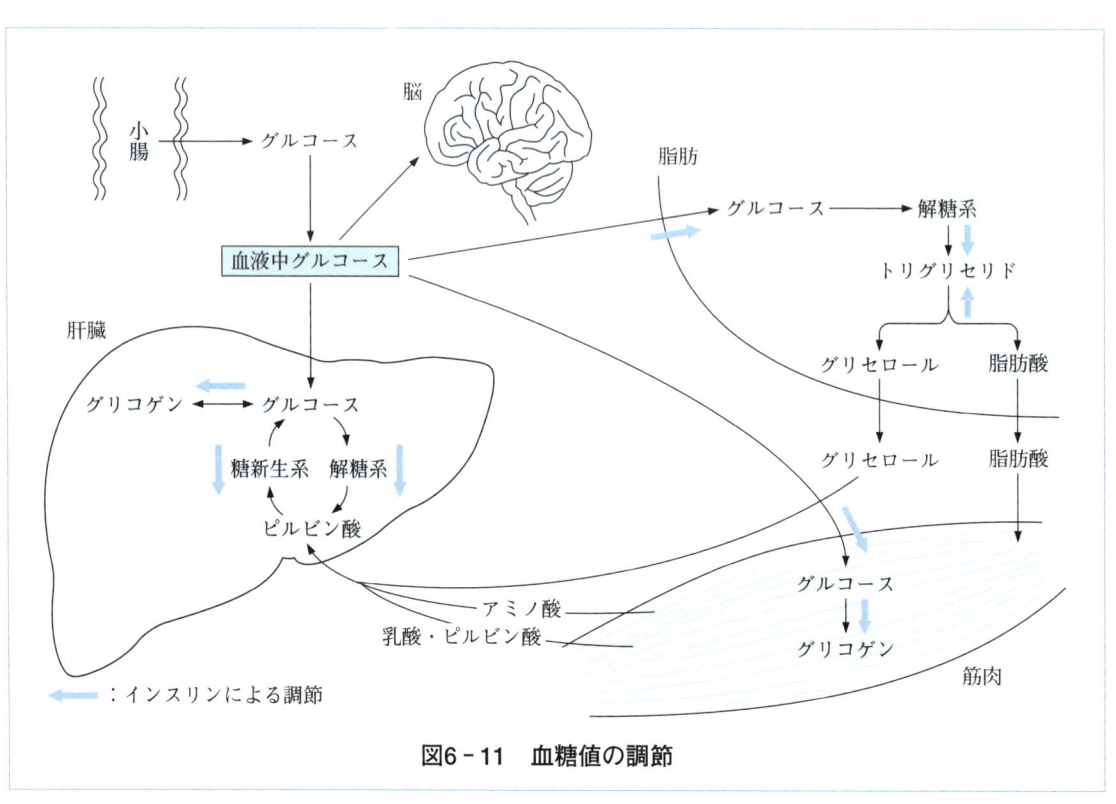

図6-11　血糖値の調節

泌されるグルカゴン*9や副腎皮質から分泌されるアドレナリンなどの作用により，肝臓に貯蔵されているグリコゲンの分解が促進され，グルコースとなって血中に流れ出てくる。こうして，血糖値は低くならないように，一定に維持される。

長期間にわたって糖質が摂取できない場合でも，グルコースしかエネルギー源として利用できない脳，神経や赤血球などの組織や細胞にグルコースは供給されなければならない。このため，ACTH，成長ホルモン，副腎皮質ホルモンなどの分泌が亢進し，筋肉などの組織タンパク質の異化が促進される。そして，タンパク質に由来する糖原性アミノ酸が糖新生によってグルコースに変換され，グルコースが必要な組織に運ばれる。

*9 グルカゴン
ランゲルハンス島のA細胞から分泌される分子量約3,500のペプチドホルモンで，29個のアミノ酸からできており，血糖値を上昇させる作用がある。グルカゴンを過剰に産生する腫瘍のグルカゴノーマでは，高血糖になる。

5. グリコゲン代謝

グリコゲンは糖質の貯蔵物質で，肝臓や筋肉に多く含まれる。肝臓グリコゲンは，空腹になると血糖値を維持するためにグルコースを血中に放出する。しかし，筋肉グリコゲンは筋肉内でエネルギー源となるが，血液中にグルコースを供給することはできない。

1）グリコゲンの分解

グルコースはα-1,4結合し，α-1,6結合で高度に枝分かれした構造をした比較的小さな顆粒である（図3-8）。

生体内で糖質の要求が高まると，グリコゲンの分解が促進される。ホスホリラーゼによってα-1,4結合が切断され，グルコース-1-リン酸（G-1-P）を放出していく（図6-12）。遊離したグルコース-1-リン酸は，ホスホグルコムターゼの作用を受けてグルコース-6-リン酸（G-6-P）になり，解糖系に入るか，さらにグルコース-6-ホスファターゼの作用でグルコースに変換されて血中

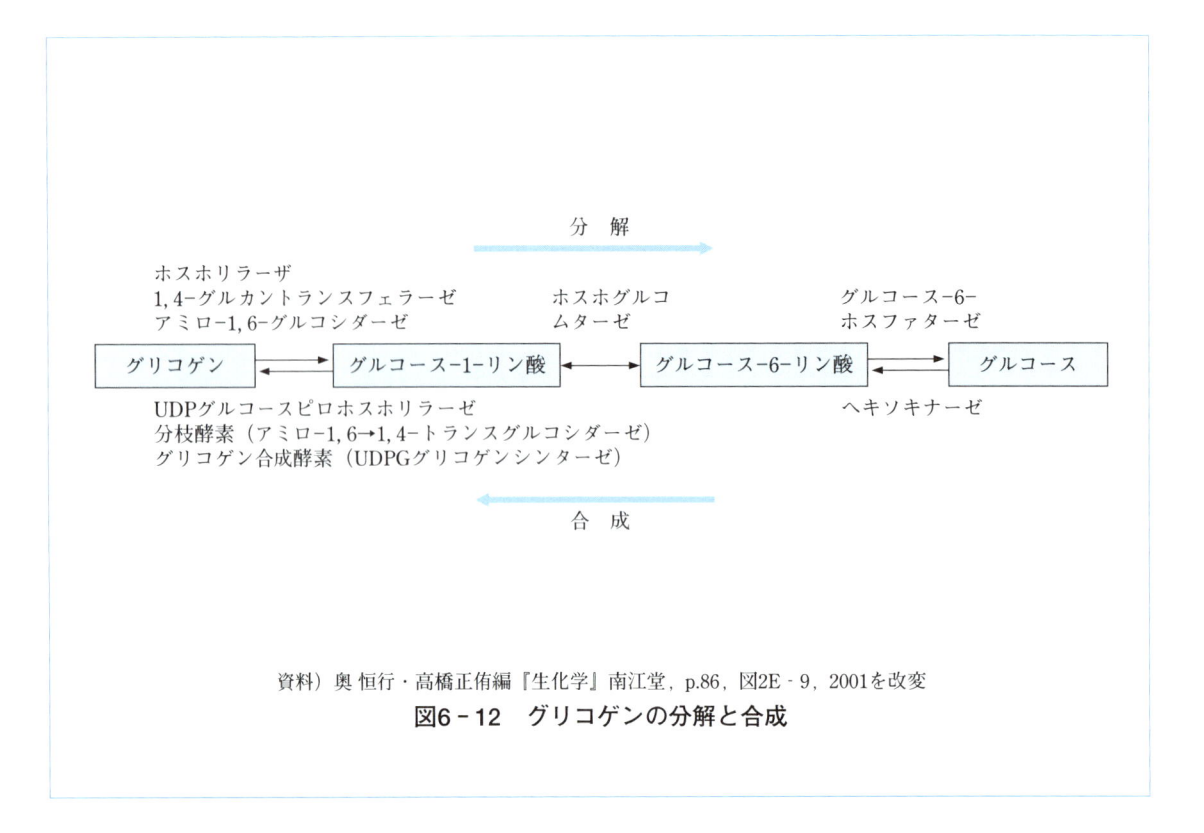

```
                                    分  解
                          ────────────────────▶
  ホスホリラーザ
  1,4-グルカントランスフェラーゼ        ホスホグルコ          グルコース-6-
  アミロ-1,6-グルコシダーゼ            ムターゼ              ホスファターゼ
  ┌────────┐       ┌──────────────┐      ┌──────────────┐       ┌────────┐
  │ グリコゲン │ ⇄   │グルコース-1-リン酸│ ⇄  │グルコース-6-リン酸│ ⇄    │ グルコース │
  └────────┘       └──────────────┘      └──────────────┘       └────────┘
  UDPグルコースピロホスホリラーゼ                              ヘキソキナーゼ
  分枝酵素（アミロ-1,6→1,4-トランスグルコシダーゼ）
  グリコゲン合成酵素（UDPGグリコゲンシンターゼ）
                          ◀────────────────────
                                    合  成
```

資料) 奥 恒行・髙橋正侑編『生化学』南江堂, p.86, 図2E-9, 2001を改変

図6-12　グリコゲンの分解と合成

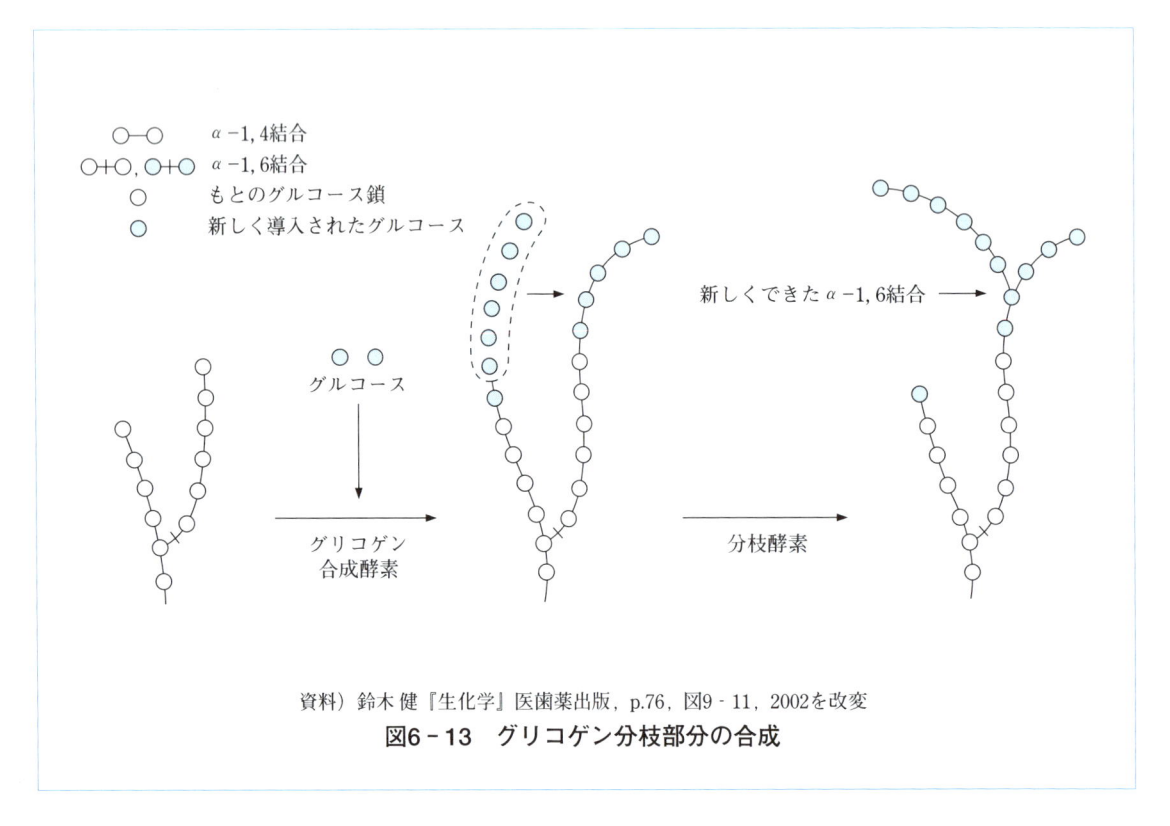

○─○　α-1,4結合
○+○, ○+○　α-1,6結合
○　もとのグルコース鎖
◎　新しく導入されたグルコース

グルコース → グリコゲン合成酵素 → 分枝酵素 → 新しくできたα-1,6結合

資料) 鈴木 健『生化学』医歯薬出版, p.76, 図9-11, 2002を改変

図6-13　グリコゲン分枝部分の合成

に出ていく。筋肉にはグルコース-6-ホスファターゼがないために，グルコースを直接に血液中には供給できない。

2）グリコゲンの合成

　肝臓と筋肉でグリコゲンは合成される。

　グルコースはヘキソナーゼの作用でグルコース-6-リン酸となり，さらにホスホグルコムターゼによってグルコース-1-リン酸に変換される。グルコース-1-リン酸はUDPグルコースピロホスホリラーゼの作用を受けてUDPグルコース（ウリジン二リン酸グルコース）となり，グリコゲン合成酵素によってグルコースが転移され，UDPを遊離してグリコゲン鎖が延長する。さらに分枝酵素［アミロ（1, 4→1, 6）トランスグルコシダーゼ］の触媒で，分枝構造をもったグリコゲンが生成される（図6‐12，13）。

3）グリコゲン分解・合成の調節

　グリコゲンの分解と合成は，生体の要求に応じて，ホルモンによって調整される。副腎髄質から分泌されるアドレナリンと膵臓から分泌されるグルカゴンはホスホリラーゼの活性を高め，グリコゲンの分解を促進して血中へのグルコース放出を促し，血糖値を高める[*10]。

*10　グリコゲンの蓄積と糖尿病
糖代謝の過程で作用する種々の酵素が遺伝的に欠損し，肝臓，心臓，腎臓などにグリコゲンが蓄積する病気を糖尿病（グリコゲン蓄積病）という。

6. ほかの六炭糖の代謝

　フルクトースやガラクトースは，糖質相互の変化によってグルコース-6-リン酸やUDPグルコースを介して速やかにグルコースに転換される。

1）フルクトースの代謝

　砂糖や果物に含まれるフルクトースは，筋肉や腎臓ではヘキソキナーゼの作用でリン酸化されてフルクトース-6-リン酸，肝臓ではフルクトキナ

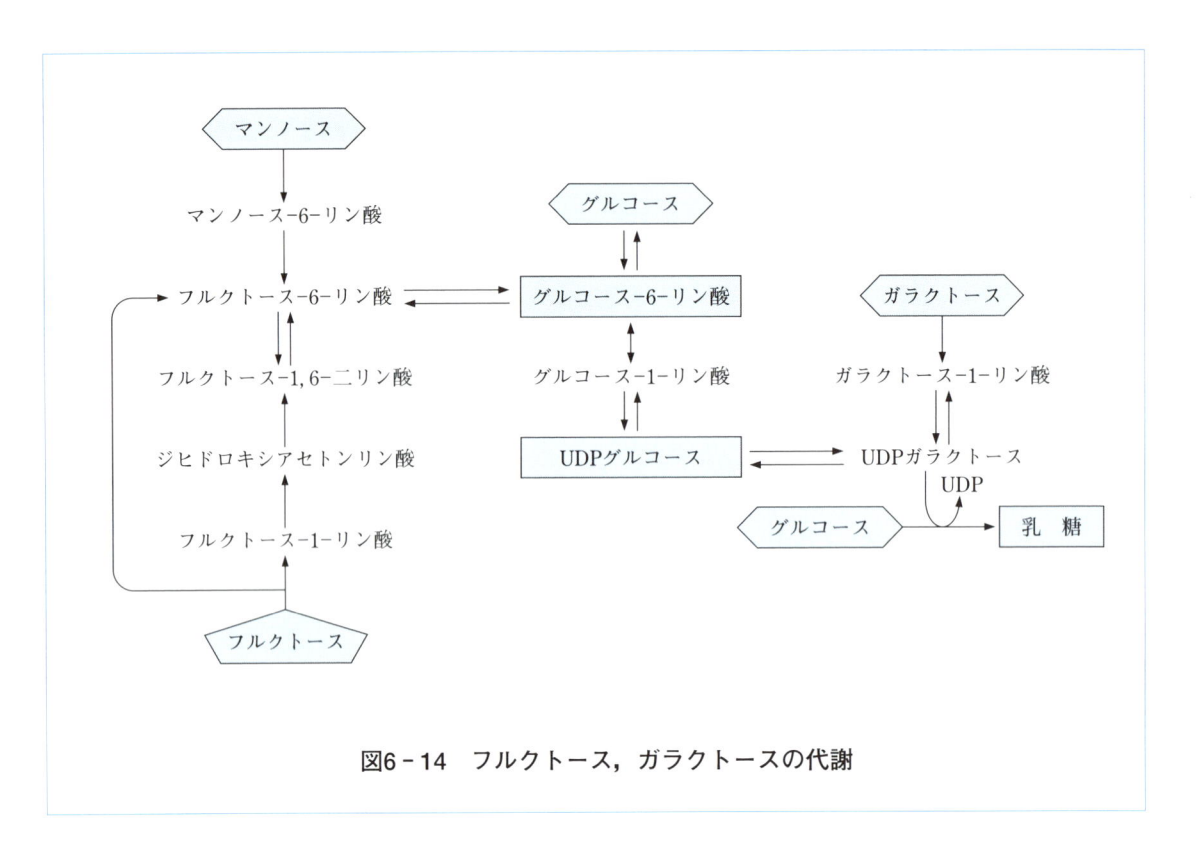

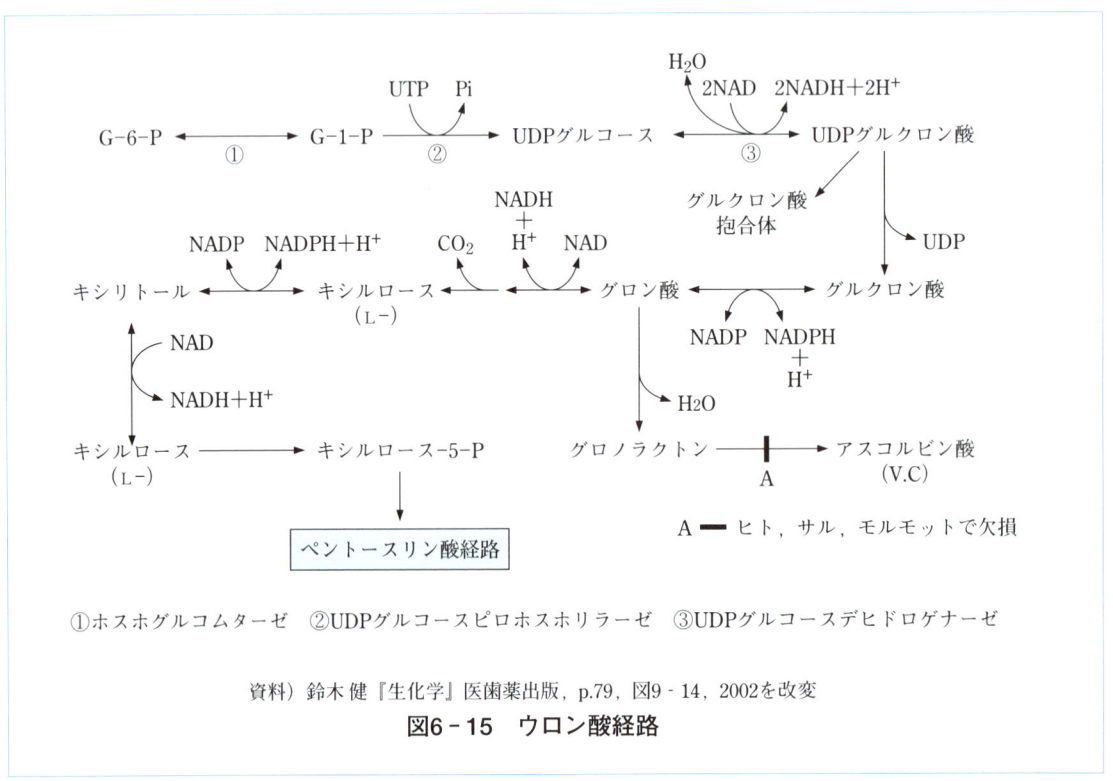

図6-14 フルクトース，ガラクトースの代謝

①ホスホグルコムターゼ　②UDPグルコースピロホスホリラーゼ　③UDPグルコースデヒドロゲナーゼ

資料）鈴木健『生化学』医歯薬出版, p.79, 図9-14, 2002を改変
図6-15 ウロン酸経路

ーゼの作用でフルクトース-1-リン酸となり，解糖系で利用される（図6-5, 14）。

2）ガラクトースの代謝

母乳や乳製品に含まれるガラクトース[*11]は，ガラクトキナーゼによってガラクトース-1-リン酸となり，UDPガラクトースからUDPグルコース，グルコース-1-リン酸を経てグルコース-6-リン酸となる（図6-14）。

哺乳類の乳腺では，グルコースがUDPガラクトースに変換し，ガラクトースにグルコースが縮合してラクトースが生成される。

3）ウロン酸経路

ウロン酸経路（図6-15）は，グルコースの代謝ルートの1つで，糖ヌクレオチドのUDPグルコースやUDPグルクロン酸を経て，グルクロン酸やペントースを生成し，グルクロン酸抱合やプロテオグリカンなどの合成に役立つ。

UDPグルクロン酸はプロテオグリカンにグルクロン酸を導入し，ステロイドホルモン，ビリルビン，種々の薬物などと抱合体をつくって体外に排泄し，解毒機能を果たす。

グルクロン酸はグルコースからアスコルビン酸（ビタミンC）への変換の中間代謝物質でもあるが，ヒトやサルでは最終的な酸化酵素がなく，ビタミンCを合成できない。

＊11　ガラクトース
ガラクトースは複合糖質，少糖，多糖を構成する成分である。また，糖タンパク質や糖脂質の糖鎖となり，細胞の発生・分化・癌化などで重要な糖鎖抗原となり，細胞接着などにも関与している。

◆ 演習問題

問題1． デンプンを分解する酵素はどれか。
　　(a) アミラーゼ　　(b) エラスターゼ　　(c) カルボキシペプチダーゼ
　　(d) スクラーゼ　　(e) トリプシン

問題2． グルコースの代謝について誤った記述はどれか。
　　(a) 小腸で吸収されたグルコースはリンパ管を通って輸送される。
　　(b) 肝臓に運ばれたグルコースはグリコゲンに変換されて貯蔵される。
　　(c) グルコースはピルビン酸を経てクエン酸回路に入って代謝される。
　　(d) エムデン-マイヤーホフ経路は無気的条件で進行する。
　　(e) 赤血球では解糖系がエネルギーを産生するおもな反応経路である。

問題3． クエン酸回路について誤った記述はどれか。
　　(a) 好気的条件で進行する。
　　(b) 大量のエネルギーを産生する。
　　(c) アセチルCoAが出発点になる。
　　(d) 最終的には水とアンモニアまで酸化される。
　　(e) TCAサイクルまたはクレブス回路とも呼ばれる。

問題4． 血糖調節について誤った記述はどれか。
　　(a) グルカゴンは血糖値を上昇させる。
　　(b) 糖新生は血糖を保つ供給源になる。
　　(c) 副腎皮質ホルモンは血糖値を下降させる。
　　(d) 空腹時の血糖値は70〜110mg/dL程度である。
　　(e) インスリンは膵臓ランゲルハンス島から分泌される。

◎解　答
問題1．(a)　▶ p.45参照
問題2．(a)　▶ p.46〜49参照
問題3．(d)　▶ p.49〜52参照
問題4．(c)　▶ p.53〜55参照

chapter 7 脂質の代謝

〈学習のポイント〉

①食物で摂取したトリグリセリドは，モノグリセリド，脂肪酸，グリセロールに分解されて吸収される。
②吸収された脂肪酸は，小腸粘膜でトリグリセリドになり，タンパク質などと結合してカイロミクロンになってリンパ管に運ばれる。
③脂質はリポタンパク質の形で血中を輸送される。リポタンパク質は比重の違いから，超低比重リポタンパク質（VLDL），中間比重リポタンパク質（IDL），低比重リポタンパク質（LDL），高比重リポタンパク質（HDL）に分けられる。
④LDLは各組織にコレステロールを供給し，血管壁にコレステロールを沈着させ，動脈硬化を引き起こす原因となる。
⑤HDLはコレステロールを肝臓に運ぶ働きをもち，抗動脈硬化作用もある。
⑥不飽和脂肪酸の一部は飽和脂肪酸からつくられるが，リノール酸やリノレン酸は食物で摂取しなければならない。

リン脂質，コレステロールなどと一緒にカイロミクロン（キロミクロン）[*1]といわれる油滴（直径 $0.2 \sim 1.0 \mu m$）になる。カイロミクロンはリンパ管に入り，胸管を通って鎖骨下静脈に流れ込む。

血中のカイロミクロンは，脂肪組織や，筋肉などの肝外組織に運ばれる（図7-3）。カイロミクロンを構成するトリグリセリドは，各組織の毛細血管内皮にあるリポタンパク質リパーゼ（LPL）の作用で脂肪酸とグリセロールに分解される。

生じたグリセロールは肝臓に運ばれ，グルコースに変換される。一方，脂肪酸は組織に取り込まれ，トリグリセリドに合成されて貯蔵される。そ

1. 脂質の消化，吸収，輸送

食物中の脂質としてもっとも多いのはトリグリセリド（中性脂肪）である。脂質は水に溶けにくく，脂質は肝臓から分泌される胆汁中の胆汁酸によって可溶化（ミセル化）される（図7-1）。可溶化されて$2 \mu m$ほどの大きさになった脂質は，膵液中の消化酵素であるリパーゼによって脂肪酸，グリセロールに加水分解される。

摂取した脂質全体の約2/3はモノグリセリドにまで消化されて吸収されるが，残りの約1/3は完全に消化されてグリセロールと脂肪酸になって小腸粘膜から吸収される（図7-2）。

吸収された脂肪酸は小腸粘膜でエステル化され，トリグリセリドに合成される。そしてトリグリセリドは，タンパク質（アポリポタンパク），

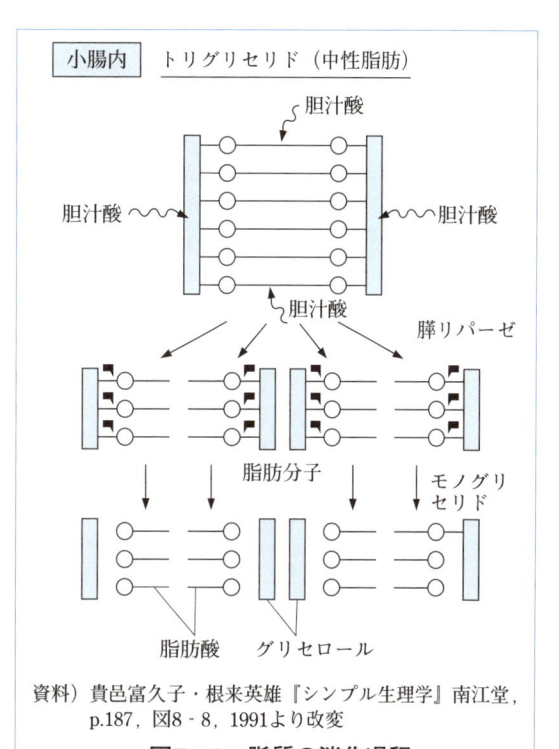

資料）貴邑富久子・根来英雄『シンプル生理学』南江堂，p.187，図8-8，1991より改変

図7-1 脂質の消化過程

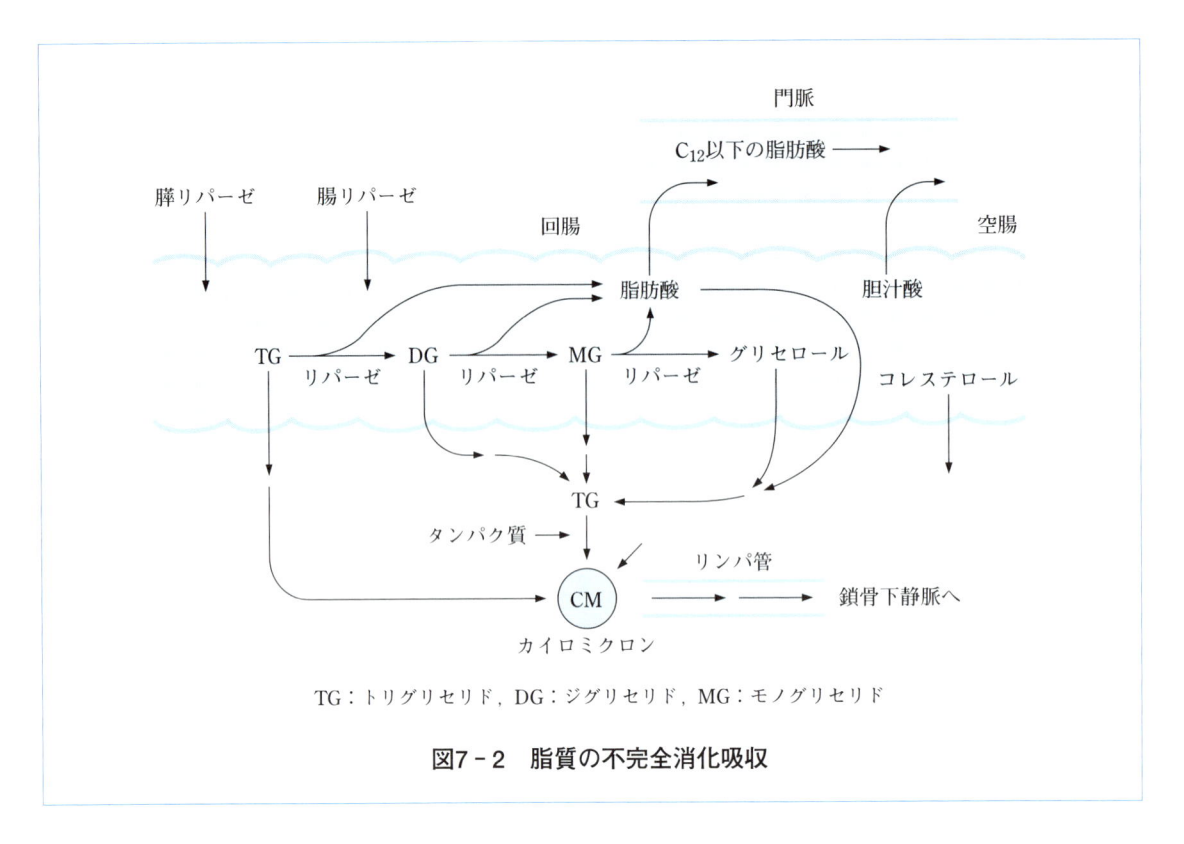

図7-2 脂質の不完全消化吸収

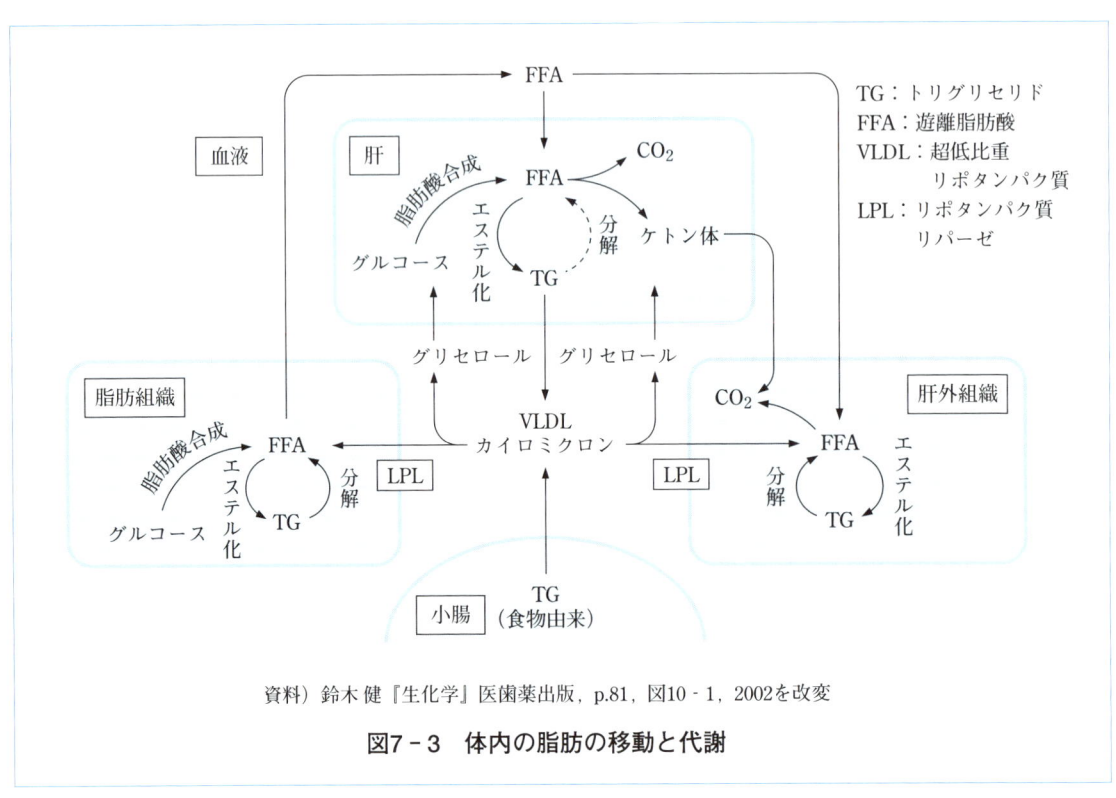

TG：トリグリセリド，DG：ジグリセリド，MG：モノグリセリド

資料）鈴木健『生化学』医歯薬出版，p.81，図10-1，2002を改変

図7-3 体内の脂肪の移動と代謝

して，必要に応じて脂肪組織内にあるリパーゼの作用を受けて加水分解され，遊離脂肪酸として血中に放出され，エネルギー源となる。

1）脂質の輸送

　食物から吸収された脂質や，肝臓，脂肪組織などで合成された脂質は，血中を流れて各組織で利用されたり，貯蔵される。

　脂質は水に溶けにくく，本来は血中を流れにくい。そこで，疎水性のトリグリセリドやコレステロールを中心部におき，その外側を親水性のリン脂質，遊離コレステロール，アポタンパク質などで構成される外膜に包まれるという構造になっている（図7-4）。こうしてできるリポタンパク質は水になじみやすく，血中を輸送される。

　リポタンパク質は，中心部にあるトリグリセリドとコレステロールの量の違いから比重が異なる。トリグリセリドを多く含んで直径が大きくて

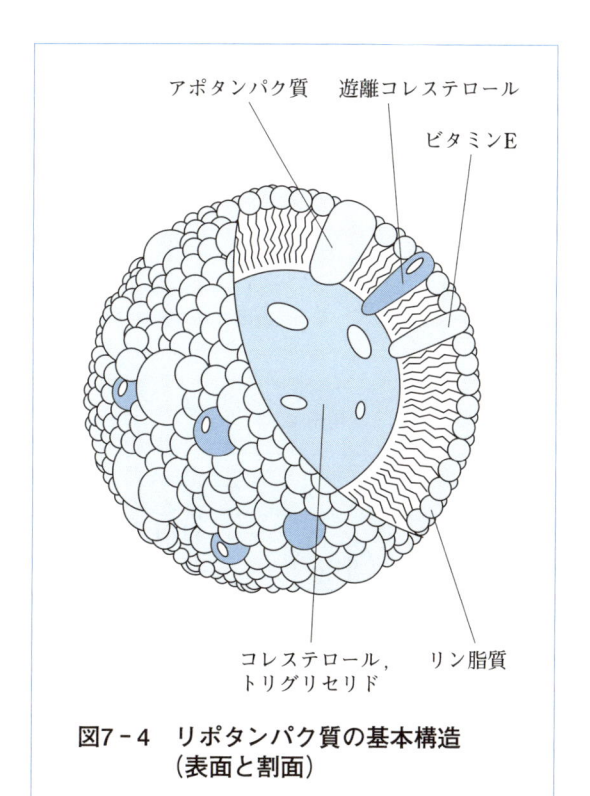

＊1　食後性高脂血症
カイロミクロンが血中に放出されると，光を乱反射させて血液が白く濁る。カイロミクロンが590mg/dL以上で濁り，食後性高脂血症と呼ばれる。食後2時間ほどすると，肝外組織でリポタンパク質リパーゼによってトリグリセリドが分解され，濁りがなくなる。

図7-4　リポタンパク質の基本構造（表面と割面）

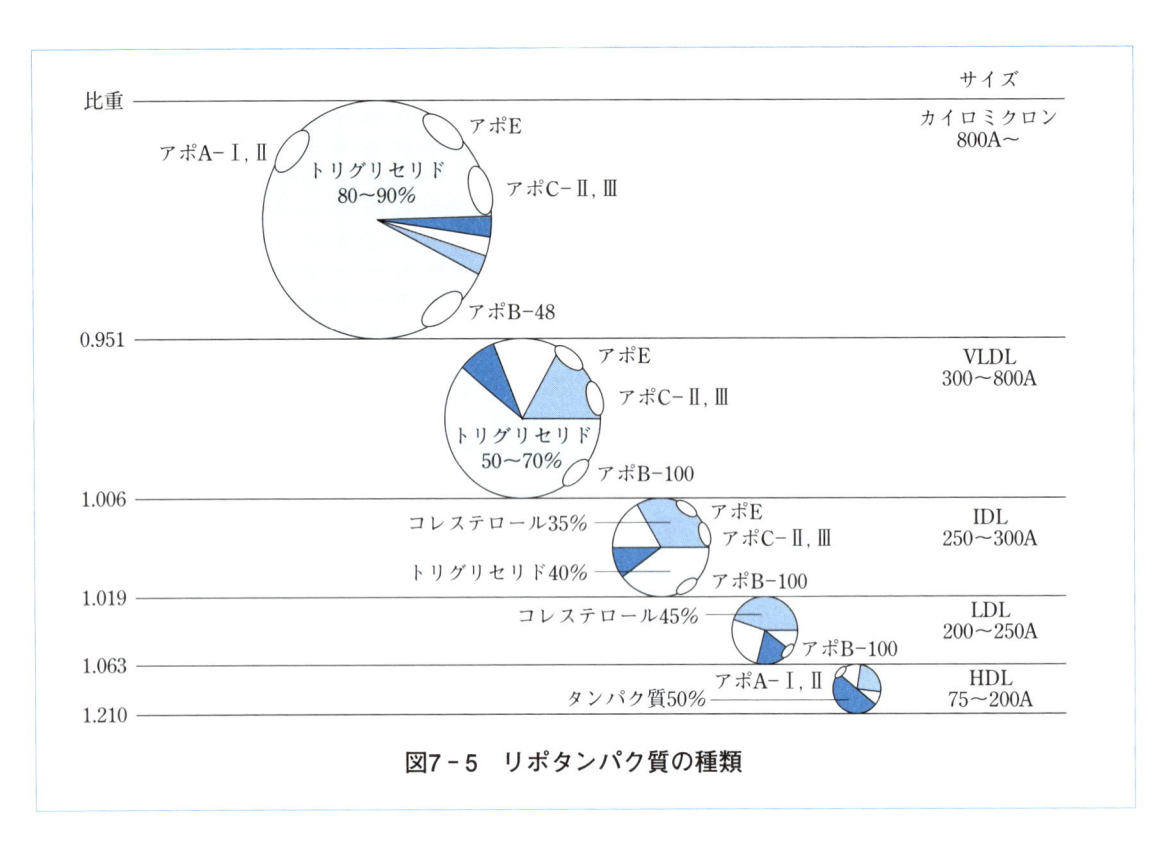

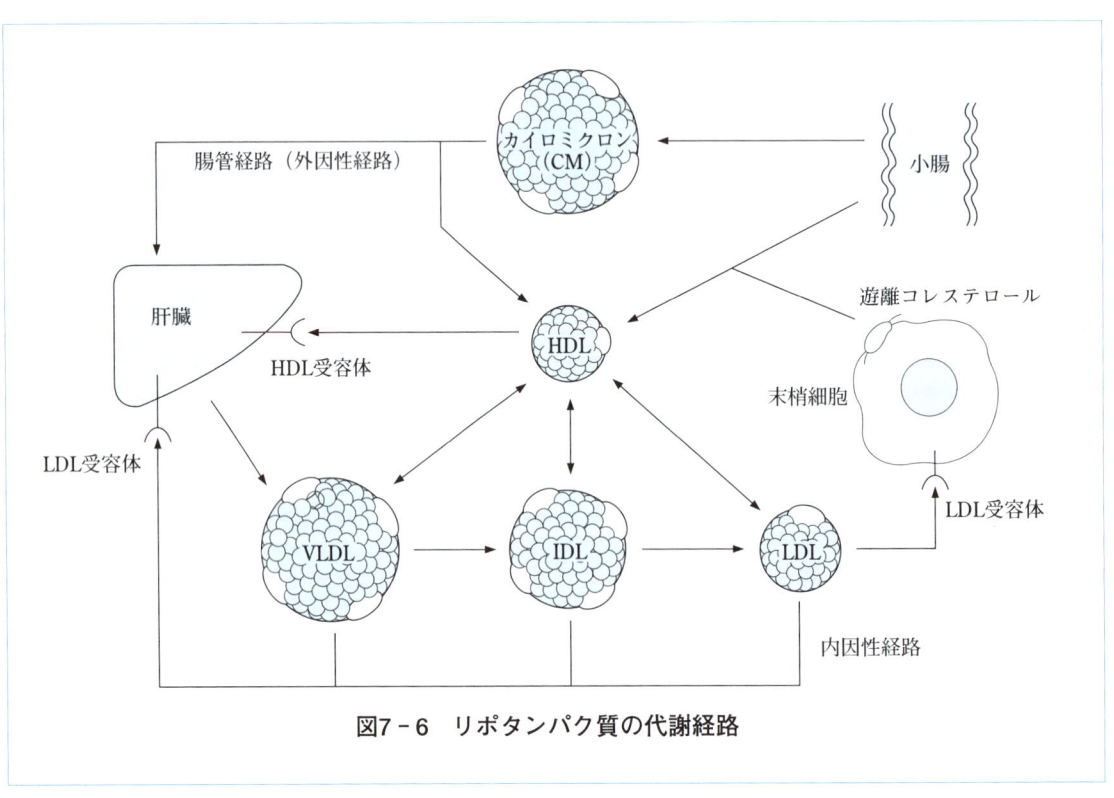

図7-5　リポタンパク質の種類

図7-6　リポタンパク質の代謝経路

比重の軽いカイロミクロンから，トリグリセリドの含有量が徐々に減って直径の小さくなるにつれ，比重が増加し，超低比重リポタンパク質（VLDL），中間比重リポタンパク質（IDL），低比重リポタンパク質（LDL），高比重リポタンパク質（HDL）の5種類に分けられる（図7‑5）[*2]。

アポタンパク質にはアポA‑Ⅰ，A‑Ⅱ，B‑100，B‑48，C‑Ⅰ，C‑Ⅱ，C‑Ⅲ，D，Eなど数種類があり，1つのリポタンパク質に数種類のアポタンパク質が含まれる。リポタンパク質に含まれるアポリポタンパク質の量はリポタンパク質の間で異なり，カイロミクロンでは約1％，HDLでは約60％含まれ，比重の差になっている。アポタンパク質は，酵素の共同因子，脂質の輸送タンパク質，組織のリポタンパク質受容体との相互作用のリガンドなどとしての作用をしている。

2）血漿リポタンパク質の代謝（図7‑6）

肝臓内で生成されたトリグリセリドは，VLDLを形成して肝臓から血中に放出される。そして組織の毛細血管内皮にあるリポタンパク質リパーゼ（LPL）の作用を受けトリグリセリドを組織に転送しながら，徐々にトリグリセリドの含有量を減らし，比重が軽くなってIDL，LDLへと変化する。

LDLは末梢組織にあるLDL受容体を介して細胞に取り込まれる。つまり，LDLは各組織にコレステロールを供給する役目をもつ。LDLの約50％は肝外組織で，約50％は肝臓で分解される。

なお，高血糖や高血圧などがあるとLDLは変性し，LDL受容体を介して細胞に取り込まれることができなくなる。そして，LDLは血管壁にあるマクロファージに取り込まれ，血管壁にコレステロールを沈着させて動脈硬化を引き起こす原因になる。

一方，小腸や肝臓で合成されたHDLは，末梢組織からコレステロールを受け取り，肝臓へ運ぶ。このため，血管壁にコレステロールが沈着するの

＊2　リポタンパク質の分画
リポタンパク質の分画は，超遠心法で行うのがもっとも基本的であるが，臨床検査では簡便な電気泳動法で分けられる。電気泳動法でのpre‑βは超遠心法のVLDLに該当し，βはLDLに，αはHDLに相当する。ただし，分類の原理が異なるので，必ずしも同一というわけではない。

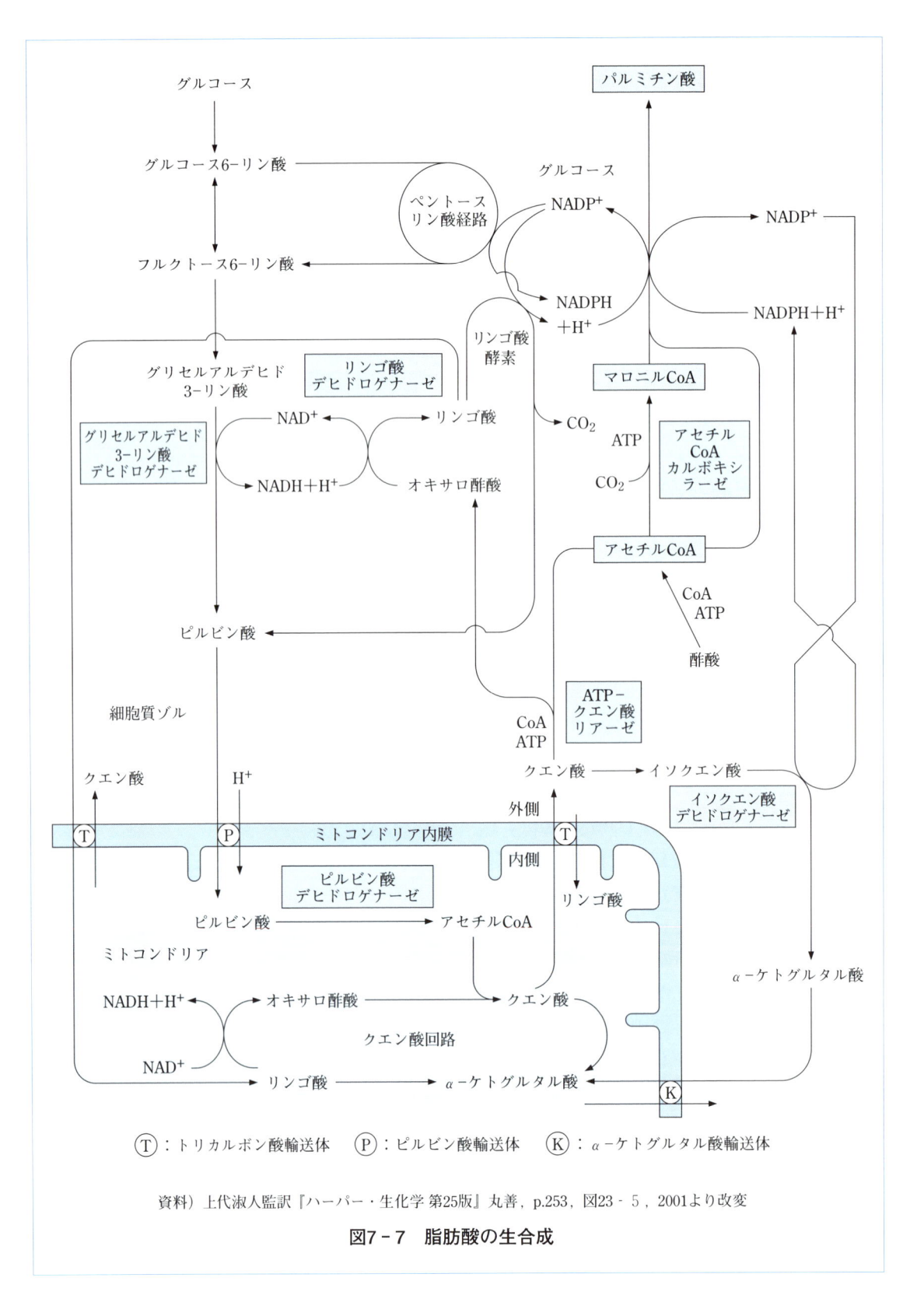

図7-7　脂肪酸の生合成

資料）上代淑人監訳『ハーパー・生化学 第25版』丸善, p.253, 図23-5, 2001より改変

Ⓣ：トリカルボン酸輸送体　Ⓟ：ピルビン酸輸送体　Ⓚ：α-ケトグルタル酸輸送体

を防ぐ働きがあり，抗動脈硬化作用があるといわれる[*3]。

2. 脂肪酸[*4]の生合成

脂質の代謝は，栄養状態によって変わる。食事を摂取した後では，カイロミクロンから遊離脂肪酸が供給され，脂肪組織に貯蔵される。一方，空腹の状態では，脂肪組織からトリグリセリドが動員されて脂肪酸が供給され，エネルギー源になる。

エネルギーが利用されずに余ったときには，代謝エネルギー源は脂肪酸合成に向けられる。

1) 飽和脂肪酸の合成

解糖系で与えられるピルビン酸はクエン酸回路に入ってATPを産生するが，エネルギーの使用が少ないと，クエン酸回路はあまり回らず，クエン酸とイソクエン酸がたまってしまう。

余剰になったクエン酸はミトコンドリアから細胞質に出て，アセチルCoAとマロニルCoAとを生成する。このアセチルCoAを出発物質として，1分子のアセチルCoAと7分子のマロニルCoAから炭素鎖16の脂肪酸であるパルミチン酸が合成される（図7-7）。この過程では，8分子のクエン酸，15分子のATP，そして14分子のNADPHが消費され，1分子のパルミチルCoAができる。

2) 脂肪酸炭素鎖の伸長

細胞質では脂肪酸として，通常はパルミチン酸が合成される。これは炭素鎖が16で，それよりも長い炭素鎖をもつ脂肪酸を生成するには，炭素鎖2個を付加していく伸長システムがある。

伸長システムの1つは，ミクロソームで起こる。ここではパルミチン酸に炭素鎖2個がマロニルCoAから付加される。こうして通常は炭素鎖18のステアリン酸がつくられる。さらに，脳のミク

[*3] **悪玉コレステロールと善玉コレステロール**
LDLは動脈硬化症を引き起こす原因になるので"悪玉コレステロール"，HDLは動脈硬化症を防ぐ働きをもつので"善玉コレステロール"と呼ばれる。

[*4] **動物に含まれる脂肪酸**
動物には飽和脂肪酸として，パルミチン酸が約25％，ステアリン酸が約12％含まれる。また，不飽和脂肪酸としてオレイン酸が約50％，リノール酸が約5％含まれる。これらが，動物に含まれる脂肪酸の大半を占める。

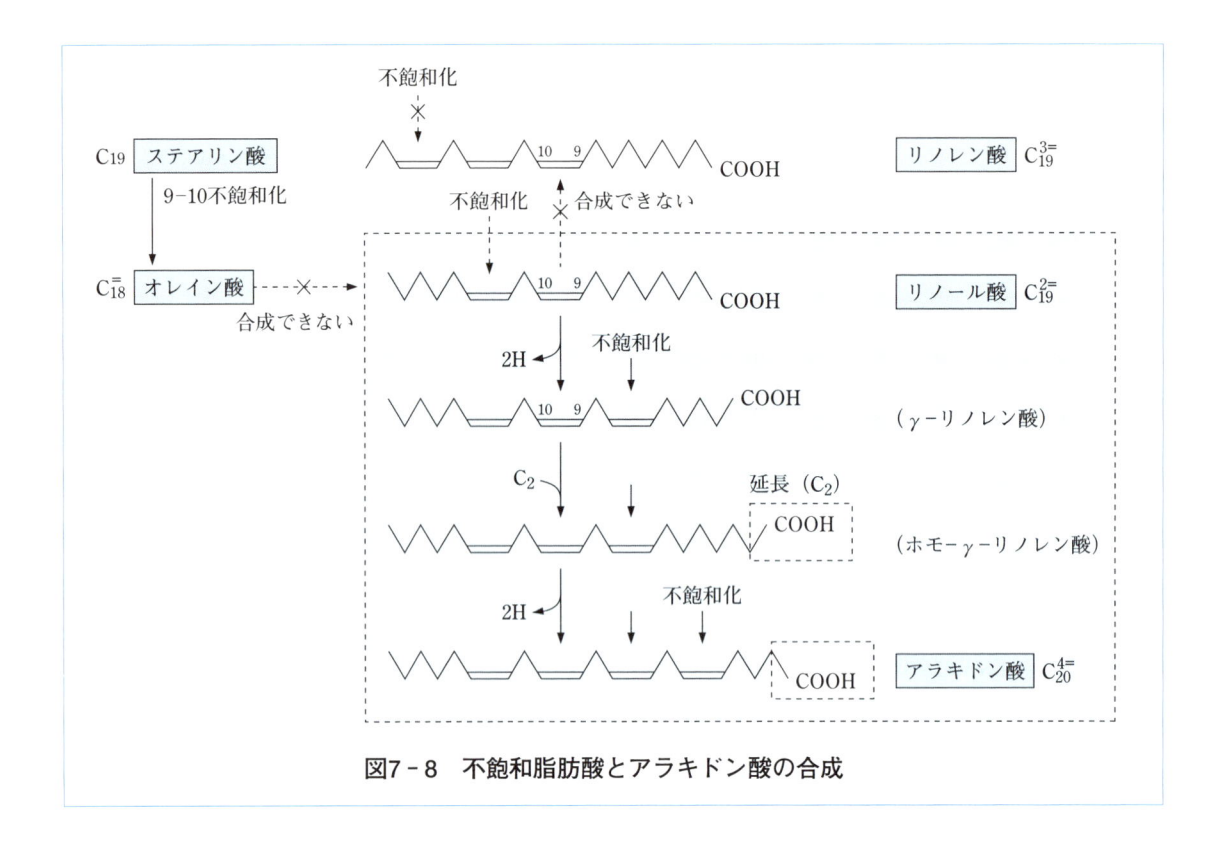

図7-8 不飽和脂肪酸とアラキドン酸の合成

ロソームでは，ステアリン酸から炭素鎖22～24への伸長が行われる。

伸長反応のもう1つは，ミトコンドリアで行われる。ここではアシルCoAにアセチルCoAが直接に反応して炭素鎖が伸長され，ミトコンドリアを構成する脂質を合成するのに役立っている。

3) 不飽和脂肪酸の合成

飽和脂肪酸からは，1個の二重結合をもつ不飽和脂肪酸が肝臓などの組織で合成できる。たとえば，ミクロソームで脂肪酸の飽和化酵素によって，ステアリン酸やパルミチン酸の炭素位の9～10間が不飽和化され，オレイン酸，パルミトオレイン酸が合成される（図7-8）。

しかし，多価脂肪酸であるリノール酸やリノレン酸は生体内では生合成できず，食物で摂取する必要がある。もっとも，リノール酸からアラキドン酸に転換する反応系はあり，アラキドン酸はプロスタグランジンやロイコトリエン合成の前駆体となる。

3. 脂肪酸の酸化

脂肪酸の分解は，ミトコンドリアにおけるβ酸化が中心になるが，ほかにも，ω酸化やα酸化がある。

1) β酸化

脂肪酸がミトコンドリアで酸化的に分解される代謝過程で，生体エネルギーを供給するのに重要である。

脂肪組織などに貯蔵されたトリグリセリドは，低血糖やストレスなどの条件で脂肪組織にあるリパーゼによって脂肪酸に分解され，血中に放出される（図7-3, 9）。脂肪酸は水に溶けにくいの

図7-9 脂肪酸の取り込み機構

資料）阿南功一他編『生化学』医歯薬出版，p.106，図Ⅱ-10，2005を改変

＊5　カルニチン欠乏症
カルニチンは食餌の動物肉に由来するが，生体内でもリジンから合成される。カルニチンの欠乏するカルニチン欠乏症では，骨格筋，心筋，肝臓に症状があらわれ，痙攣，心筋症，意識障害などがみとめられる。カルニチンを補充して治療する。

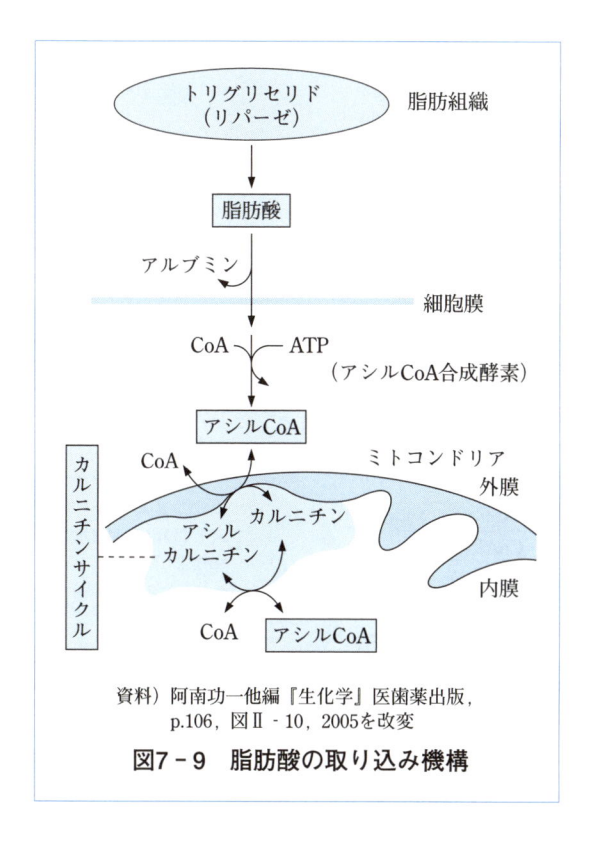

で，アルブミンと結合して肝臓などの組織に運ばれる。細胞膜を通過した脂肪酸は細胞質でATPを使ってアシルCoA合成酵素によって活性化されてアシルCoAになる。

アシルCoAはミトコンドリア内膜を通過できない。そこで，ミトコンドリア内膜中にあるカルニチン＊5にアシル基を渡し，アシルカルニチンとなり，さらにCoAと結合して再びアシルCoAになってからミトコンドリア内に入る（カルニチンサイクル）。

アシルCoAは，FADやNAD$^+$の存在下で脱水素反応を2回受け，FADH$_2$とNADHを産生しながら，β位が＝COとなる（図7-10）。そして，この部位にCoAが結合してアセチルCoAを生じ，同時に長鎖の炭素数が2個減った形のアシルCoAができる。

β酸化はくり返され，たとえば，炭素数が18個のステアリン酸がβ酸化を8回くり返せば，9

図7-10 β酸化とケトン体生成

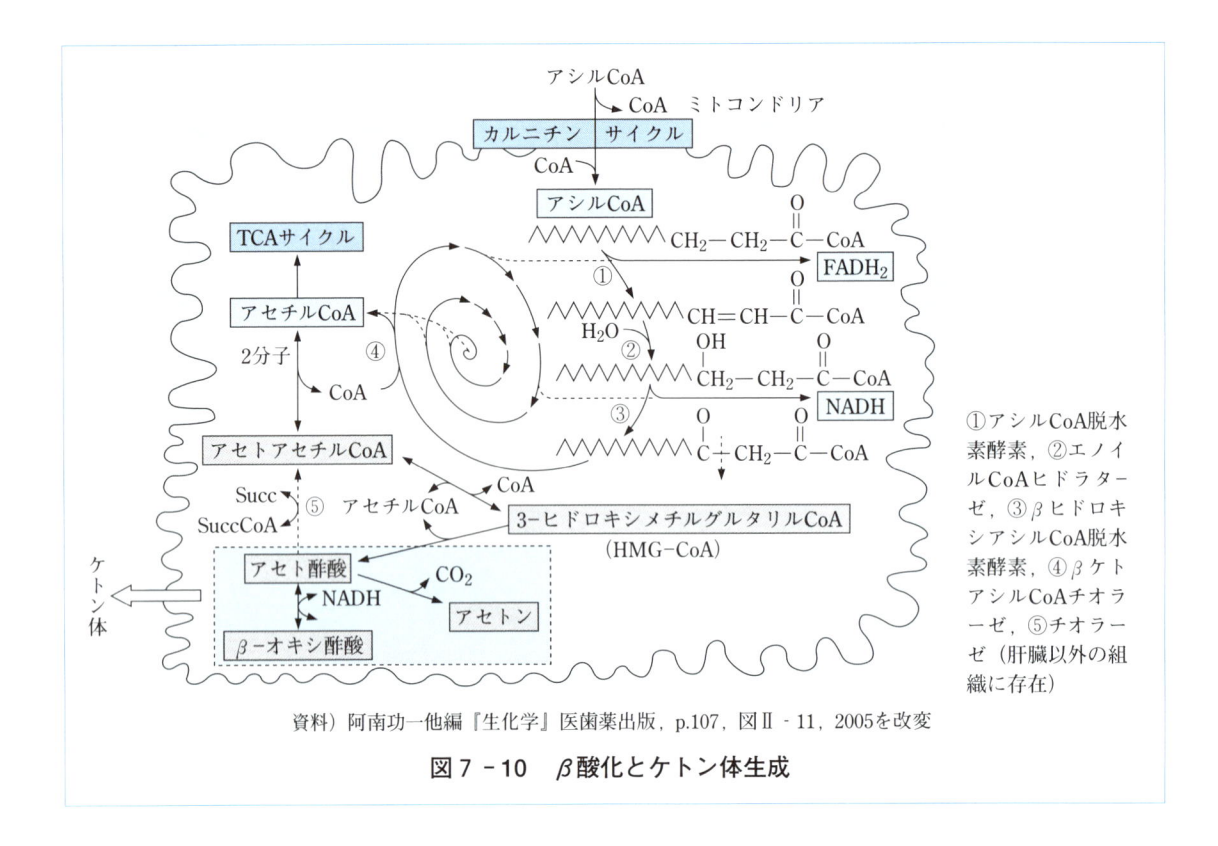

資料）阿南功一他編『生化学』医歯薬出版, p.107, 図Ⅱ-11, 2005を改変

①アシルCoA脱水素酵素，②エノイルCoAヒドラターゼ，③βヒドロキシアシルCoA脱水素酵素，④βケトアシルCoAチオラーゼ，⑤チオラーゼ（肝臓以外の組織に存在）

分子のアセチルCoAを生成する。生成されたアセチルCoAはクエン酸回路に入って，ATPを産生する。また途中でできる$FADH_2$とNADHもそれぞれ電子伝達系でATPを産生するので，β酸化では大量のATPがつくられることになる。

2）ω酸化

小胞体の水酸化酵素（ヒドロキシラーゼ）によって起きる反応で，β酸化に比べてわずかに起こる酸化反応である。ω酸化では，ヒドロキシラーゼの作用を受けて脂肪酸のω位末端のメチル基が酸化されてジカルボン酸になる。生じたジカルボン酸は両端からβ酸化される。

3）α酸化

脳組織で見られる特殊な経路で，脂肪酸のカルボキシル末端から炭素が1個ずつはずれていく反応。高エネルギーリン酸化合物の生成を伴わない。

4）不飽和脂肪酸の代謝

生体内にある脂肪酸は，飽和脂肪酸ではパルミチン酸とステアリン酸が主で，二重結合のある不飽和脂肪酸としてはオレイン酸とリノール酸が主であり，これらを合わせると脂肪酸全体のおよそ90％を占める。

CoAとエステル結合した不飽和脂肪酸はカルボキシル基側から飽和脂肪酸と同じように二重結合（シス配置）の前までβ酸化を受ける。β酸化の途中で生成する二重結合はトランス型なので，不飽和脂肪酸の二重結合はシス型から異性化酵素によってトランス型に変換され，再びβ酸化を受ける。

5）ケトン体の代謝

肝臓のミトコンドリアでβ酸化が亢進すると，大量のアセチルCoAが産生される。アセチルCoAがアセトアセチルCoAの方向へ流れると，3-ヒドロキシメチルグルタリルCoAを経て，アセ

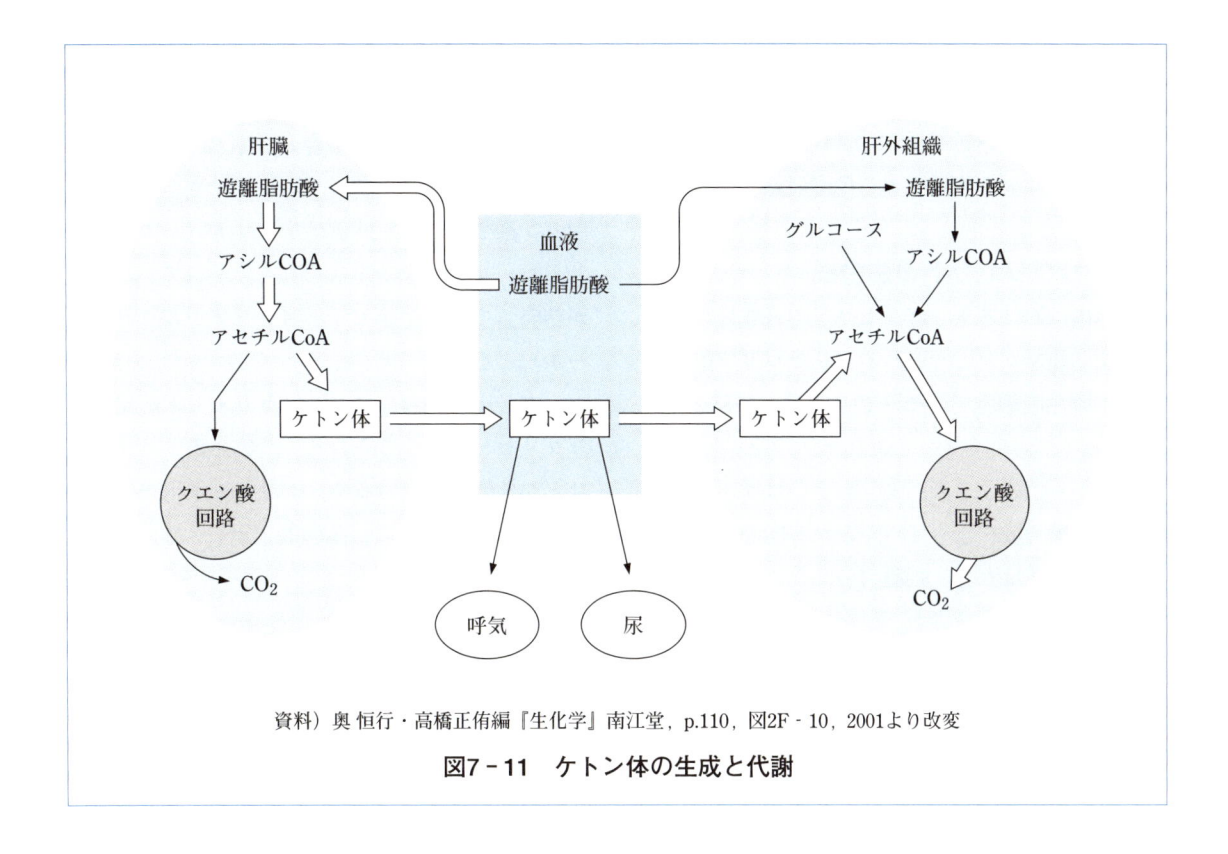

資料）奥 恒行・高橋正侑編『生化学』南江堂, p.110, 図2F-10, 2001より改変

図7-11　ケトン体の生成と代謝

ト酢酸, βヒドロキシ酪酸, アセトンができる（図7-10）。アセト酢酸, βヒドロキシ酪酸, アセトンを総称してケトン体と呼ぶ。

ケトン体は肝臓では利用されず, 血中に出て筋肉などの肝外組織に運ばれる。そしてエネルギー源として利用される（図7-11）。

飢餓や糖尿病などで糖質の代謝が障害された場合, 脂肪組織から脂肪酸が多量に動員され, 肝臓に大量の遊離脂肪酸が運ばれる。そして肝臓でアセチルCoAが大量に生成され, ケトン体合成が亢進する。血中のケトン体濃度が異常に増加すると血液pHは酸性に傾き, ケトアシドーシス[*6]といい, 早急に栄養状態の改善が必要になる。

> **＊6　糖尿病性ケトアシドーシス**
> ケトアシドーシスは, 感染症, 心筋梗塞, アルコール中毒, 薬物投与などが原因となって, 糖尿病患者に発症することがある。著明な高血糖になって血液のpHが低下してアシドーシスになる。適切な治療を行わないと危険である。

4. トリグリセリドの代謝

トリグリセリドは, 食物から摂取された後, 消

化酵素のリパーゼで加水分解されて吸収され，小腸粘膜で再びトリグリセリドに再構成される。

生体内には，糖質やタンパク質の代謝産物からトリグリセリドを生合成する代謝経路もある。

1）トリグリセリドの生合成

生体内におけるトリグリセリドの合成には，肝臓や脂肪組織などで行われるグリセロリン酸経路と，小腸粘膜細胞でのモノグリセリド経路の2つがある。

食物から摂取する脂肪酸，あるいはグルコースから脂肪酸合成によってつくられる脂肪酸は，体内の組織に運ばれて，細胞質のミクロソームでトリグリセリドに合成され，貯蔵される（図7-3，12）。

解糖系の中間体であるジヒドロキシリン酸は，還元されてグリセロール-3-リン酸をつくる。グリセロリン酸経路では，グリセロール-3-リン酸が出発物質となる。

グリセロール-3-リン酸に脂肪酸合成でできる2分子のアシルCoAが結合し，1,2-ジグリセリドリン酸（ホスファチジン酸）ができる。そして脱リン酸されて1,2-ジグリセリド（ジアシルグリセロール）となる。さらに1分子のアシルCoAが結合してトリグリセリド（トリアシルグリセロール）となる。

一方，小腸粘膜では，モノグリセリド経路でトリグリセリドがつくられる。食物中のトリグリセリドが分解してできるモノグリセリド（モノアシルグリセロール）に，脂肪酸2分子が結合し，トリグリセリドとなる。

2）トリグリセリドの分解

脂肪組織などに貯蔵されたトリグリセリドがエネルギー源として利用されるには，グリセロール[*7]と脂肪酸にまで加水分解される必要がある（図

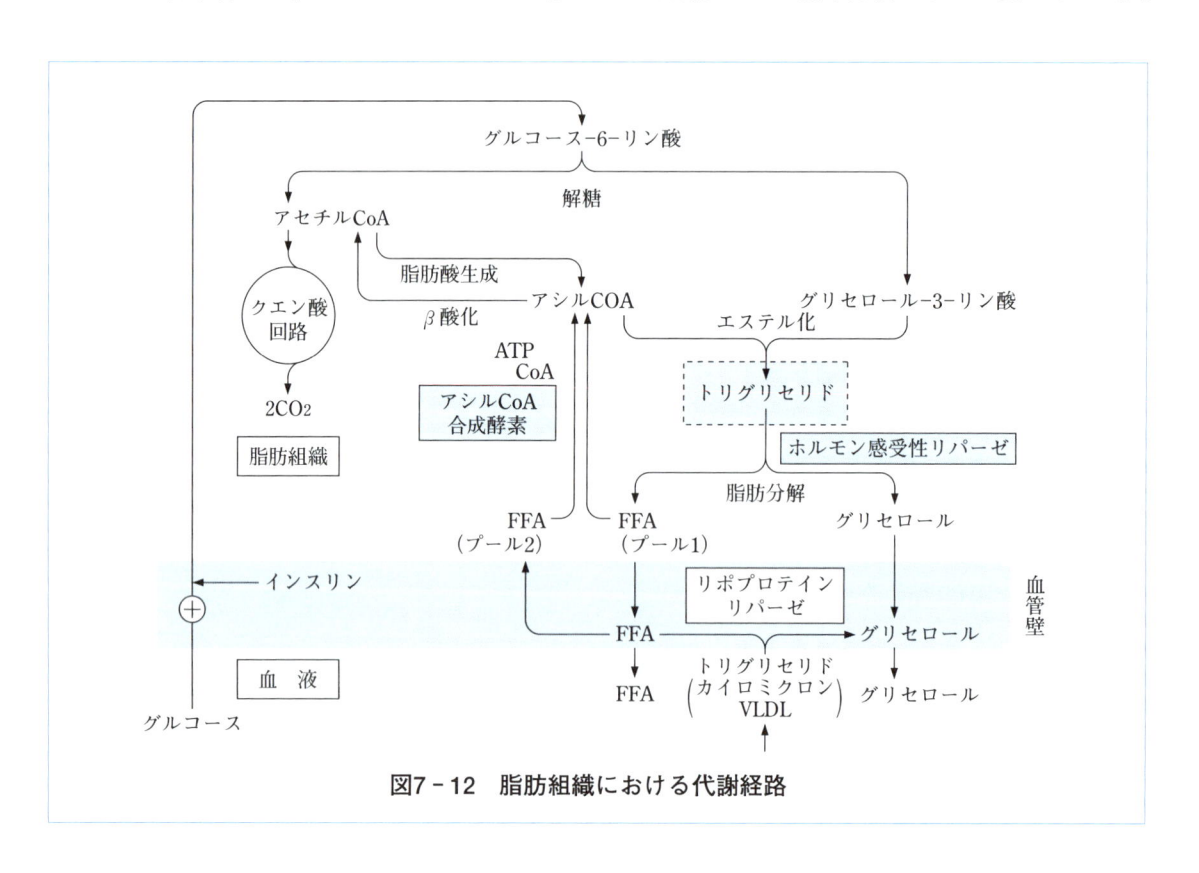

図7-12 脂肪組織における代謝経路

7-12)。

　加水分解で生じた遊離脂肪酸は血中に出てアルブミンと結合し，各組織へ輸送される。そして遊離脂肪酸は組織に取り込まれ，酸化されたり，再エステル化されてトリグリセリドを生成する。

　脂肪酸を切り離したグリセロールは，炭水化物の代謝系に合流する。グリセロールキナーゼが存在する肝臓では，グリセロールはリン酸化されてグリセロール-3-リン酸となり，トリグリセリド合成に利用される。脂肪組織などグリセロールキナーゼが存在しない組織では，グリセロール-3-リン酸はグルコースから供給される。

　脂肪組織においてトリグリセリドの分解とエステル化は，ホルモンによる調節を受ける。トリグリセリドはホルモン感受性リポタンパク質リパーゼによって加水分解されるが，この酵素活性はインスリンによって抑制され，グルカゴン，エピネフリン，ノルエピネフリン，副腎皮質刺激ホルモン，甲状腺刺激ホルモン，成長ホルモン，甲状腺ホルモン，副腎皮質ホルモンなどによって促進される。

　インスリンはトリグリセリドの分解を抑制するほか，脂肪組織へのグルコース取り込みを増加させてグリセロール-3-リン酸の形成を促進する作用もあり，結果として脂肪組織からの遊離脂肪酸の放出を抑制して血中遊離脂肪酸濃度を低下させる。

*7　グリセロールの代謝
グリセロールの代謝は，グリセロールをアシル化するグリセロールキナーゼがあるかないかによって代謝の経路が2つに分かれる。グリセロールキナーゼがある肝臓，腎臓，小腸，授乳中の乳腺などではグリセロールがATPの存在下でグリセロール-3-リン酸になってトリグリセリドにまで代謝される。一方，グリセロールキナーゼがない脂肪組織や筋肉組織などではグルコースから産生されたジヒドロキシアセトンリン酸からグリセロール-3-リン酸が生成されて代謝を受ける。

5．リン脂質，糖脂質の代謝

1）リン脂質の代謝

（1）グリセロリン脂質の代謝

　生体膜をつくる成分として重要なリン脂質は，ホスファチジン酸とアルコールのエステルである。リン脂質の合成は，トリグリセリドの代謝系に付随して起こる（図7-12）。リン脂質の合成反応はシトシンヌクレオチドが関与しているのが

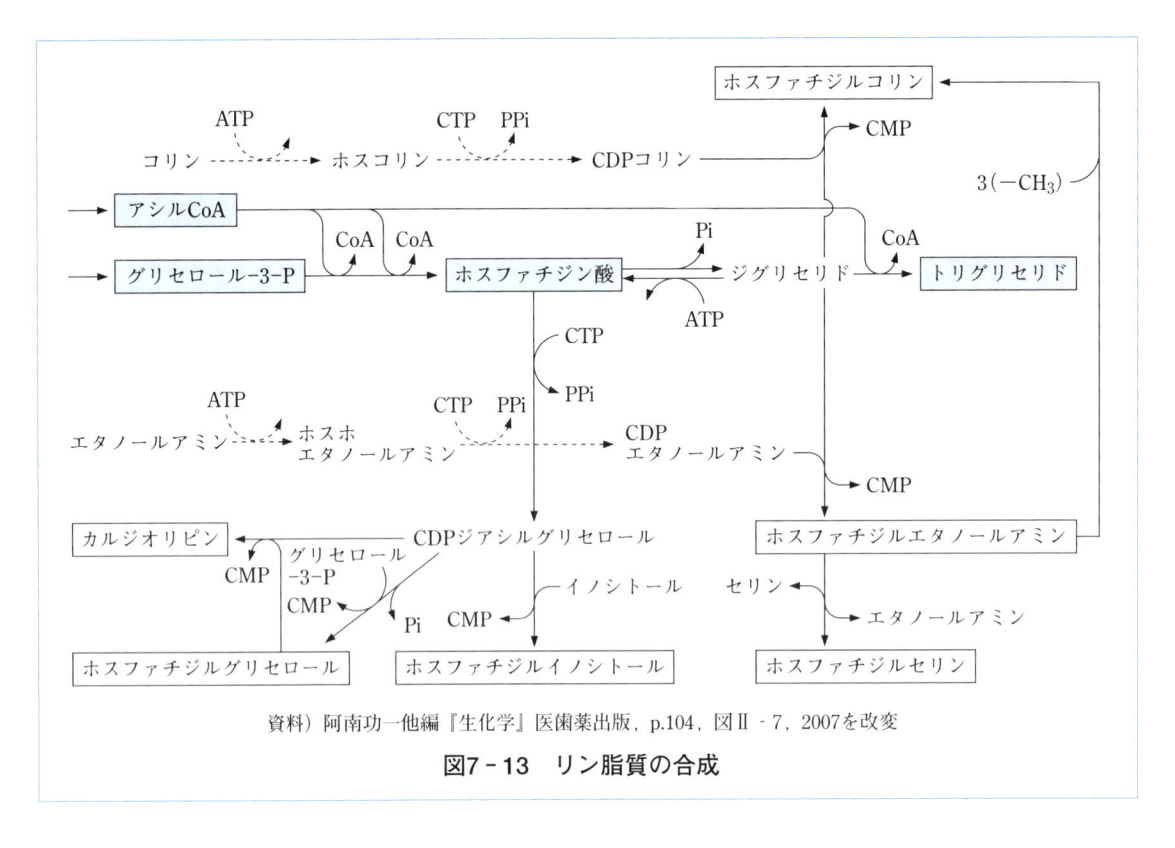

図7-13 リン脂質の合成

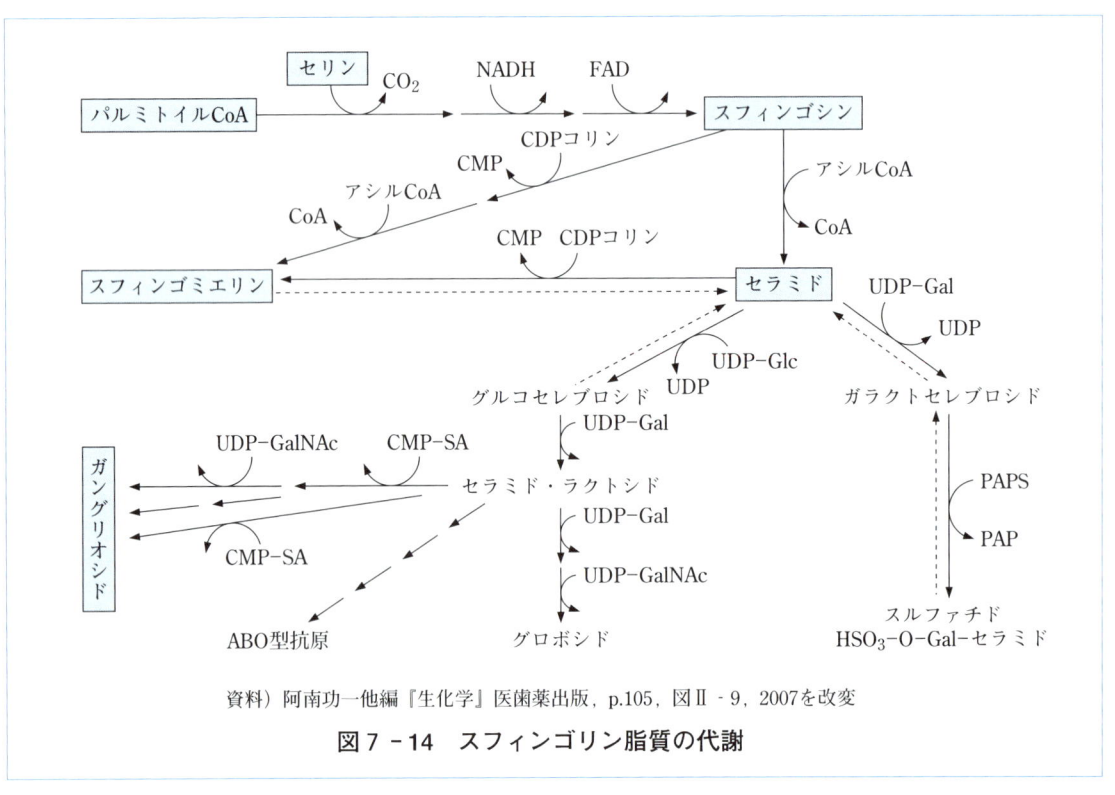

図7-14 スフィンゴリン脂質の代謝

特徴で，3つの合成法がある（図7-13）。

第1は，グリセロール-3-リン酸からできるホスファチジン酸を活性化するものである。ホスファチジン酸はCTP（シチジン三リン酸）と反応してCDPジグリセリドになる。これがアルコール類と反応して，ホスファチジルイノシトール，カルジオリピン，ホスファチジルグリセロールが合成される。

第2は，ホスファチジン酸からできるジグリセリドから，CDPコリンやCDPエタノールアミンが反応するもので，それぞれホスファチジルコリンとホスファチジルエタノールアミンができる。

第3は，リン脂質間でアルコール基転換反応が起こるもので，ホスファチジルエタノールアミンからホスファチジルセリンができる。

リン脂質は，特異的なホスホリパーゼの作用を受けて分解される。

(2) スフィンゴリン脂質の代謝

スフィンゴリン脂質は，スフィンゴシン*8を含む複合脂質で，すべての組織にあるが，中枢神経系とくに白質に多く含まれる。

スフィンゴシンは，パルミトイルCoAとセリンからつくられる。スフィンゴシンに長鎖脂肪酸（C_{22}）が結合してセラミドが合成される（図7-14）。また，セラミドにCDP-コリンからコリンを転移してスフィンゴミエリンが生成される。

2）糖脂質の代謝（図7-14）

糖を含むスフィンゴリン脂質を糖脂質といい，セレブロシド，ガングリオシド，スルファチド，グロボシドなどがある。

スフィンゴシンから生じるセラミドにUDPガラクトースが反応してガラクトセレブロシドがつくられ，さらにガラクトセレブロシドは3'-ホスホアデノシン-5'-ホスホ硫酸（PAPS）から硫酸を転移してスルファチドが生成される。

一方，セラミドにUDPグルコースが反応して

*8 スフィンゴシン
通常は炭素数が18の長鎖アミノアルコールで，アミノ基に脂肪酸が結合すると，セラミドとなる。

生成されるグルコセレブロシドは，グロボシドやガングリオシドなど，ほかの糖脂質の合成素材になる。

6. コレステロールの代謝

コレステロールは，食物から供給されるほか，生体内ではアセチルCoAを素材として合成される。コレステロールは，ステロイドホルモン，胆汁酸，ビタミンDなどを合成する前駆物質となったり，生体膜の成分になるなど重要である。

1) コレステロールの生合成

コレステロールは，アセチルCoAを出発物質として，肝臓，小腸，動脈壁などの組織で合成される。2分子のアセチルCoAがアセチルCoAチオラーゼによってアセトアセチルCoAに縮合され，3-ヒドロキシ-3-メチル-グルタリルCoA（HMG-CoA），メバロン酸，スクワレンなどの中間体を経てコレステロールが合成される（図7-15）。

コレステロールの合成はHMG-CoAレダクターゼ[*9]によって調節される。コレステロールを多く摂取した場合には，コレステロール合成が減少する。糖質を多く摂取した場合には，HMG-CoAレダクターゼ活性が亢進し，肝臓におけるコレステロール合成が高まる。

2) コレステロールの代謝

コレステロールは，卵黄や動物性脂肪などの動物性食品から1日約0.2～0.5g摂取され，生体内では1日約1～1.5g合成される。

小腸で吸収されたコレステロールはカイロミクロンの成分として，また生体内で合成されたコレステロールは種々のリポタンパク質の成分として輸送される。

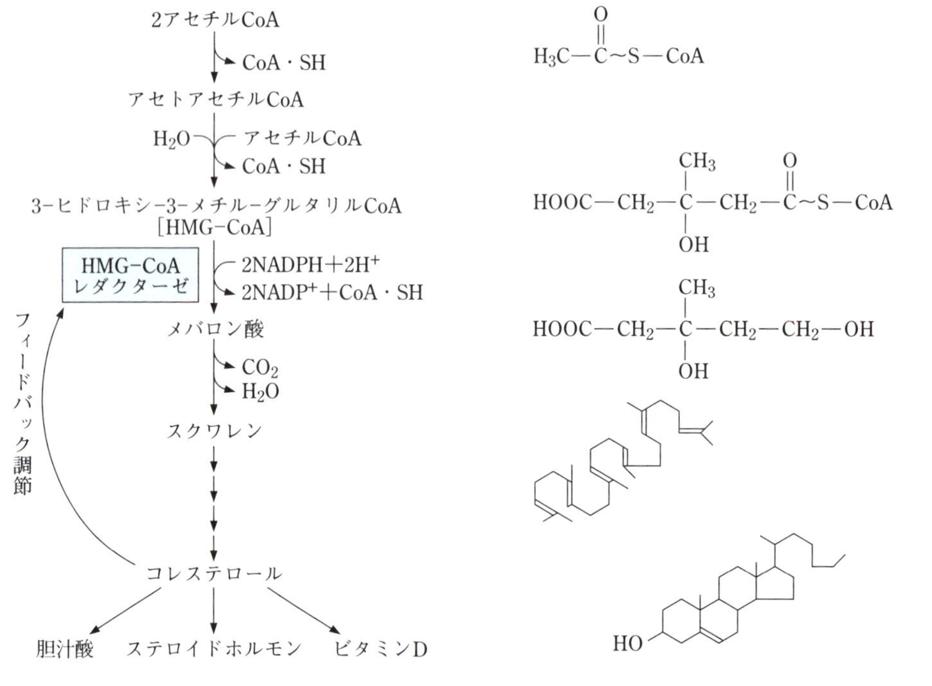

図7-15 コレステロールの生合成

コレステロールからは，性ホルモン，副腎皮質ホルモンなどのステロイドホルモンがそれぞれのホルモン生産臓器で合成される。

肝臓では，コレステロールは胆汁酸（コール酸，ケノデオキシコール酸，デオキシコール酸，グルココール酸，タウロコール酸など）に含まれ，胆汁酸塩として胆汁中に排出される。胆汁酸は腸内で脂質を可溶化して，脂質の消化，吸収に働く。

小腸でかなりの胆汁酸と一部のコレステロールは吸収され，肝臓へ戻る（腸肝循環，図7-16）。体内から除去されるコレステロールの約半分は胆汁酸塩として便中に排泄される。

コレステロールの生合成と胆汁酸への排泄はバランスがとれており，血漿中のコレステロール濃度は成人で約130～220mg/dLに調節されている。血漿中コレステロール濃度が高いと動脈壁にコレステロールが蓄積し，アテローム性動脈硬化症を起こして，狭心症，心筋梗塞，脳梗塞などの

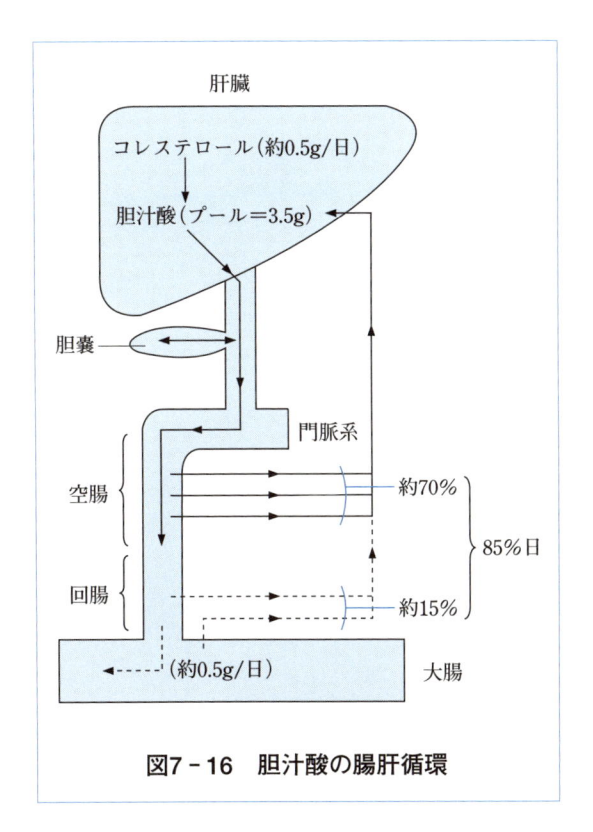

＊9　スタチン系薬剤
脂質異常症の治療薬剤として，現在もっとも多く使用されるのが，スタチン系薬剤である。スタチン系薬剤はHMG-CoAレダクターゼの活性を阻害し，生体内でのコレステロール産生を抑制し，血中コレステロール濃度を低下させる。

図7-16　胆汁酸の腸肝循環

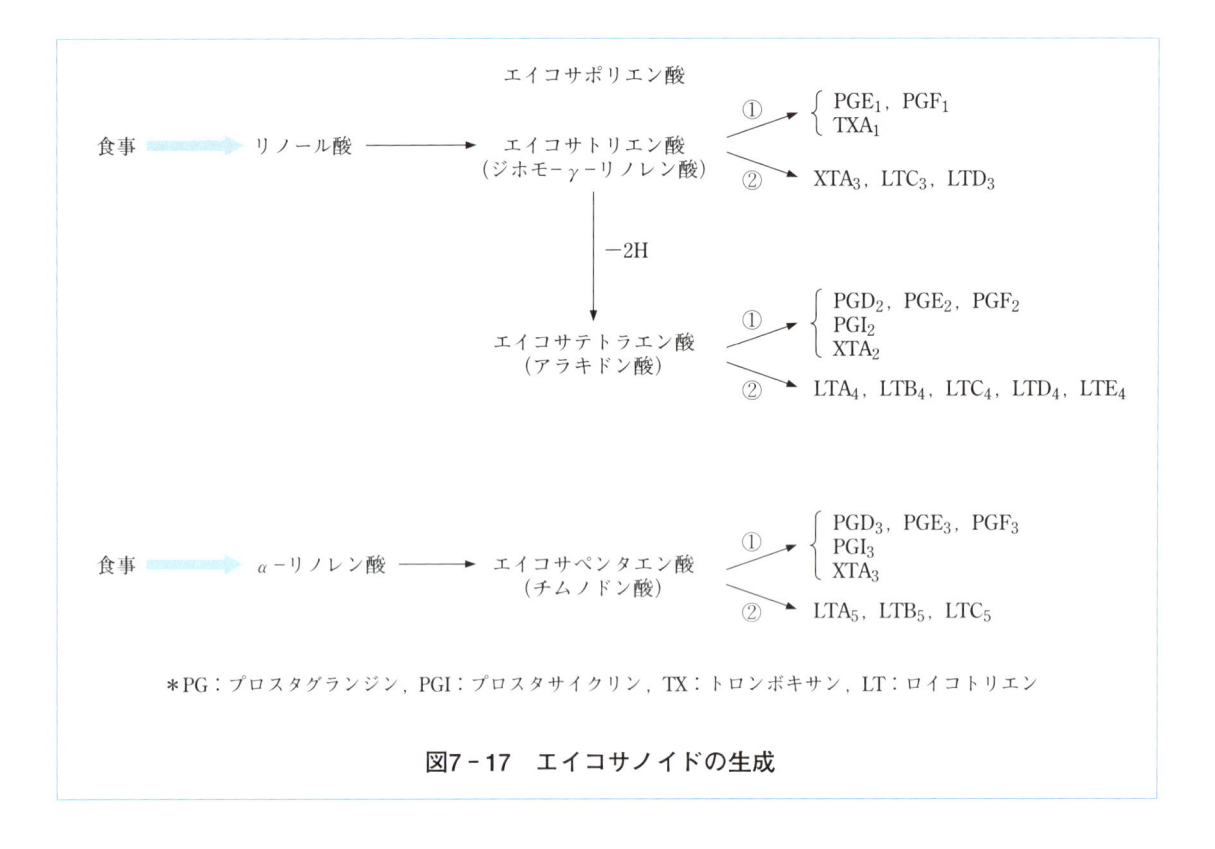

```
食事 ──▶ リノール酸 ──▶ エイコサポリエン酸
                      エイコサトリエン酸  ①─▶ { PGE₁, PGF₁
                      (ジホモ-γ-リノレン酸)        TXA₁ }
                                        ②─▶ XTA₃, LTC₃, LTD₃
                           │ -2H
                           ▼
                      エイコサテトラエン酸  ①─▶ { PGD₂, PGE₂, PGF₂
                      (アラキドン酸)              PGI₂
                                               XTA₂ }
                                        ②─▶ LTA₄, LTB₄, LTC₄, LTD₄, LTE₄

食事 ──▶ α-リノレン酸 ──▶ エイコサペンタエン酸  ①─▶ { PGD₃, PGE₃, PGF₃
                        (チムノドン酸)               PGI₃
                                                  XTA₃ }
                                           ②─▶ LTA₅, LTB₅, LTC₅
```

*PG：プロスタグランジン，PGI：プロスタサイクリン，TX：トロンボキサン，LT：ロイコトリエン

図7-17 エイコサノイドの生成

発症率が高くなる。

7. エイコサノイドの代謝

炭素数20個の多価不飽和脂肪酸であるエイコサポリエン酸から合成される一群の生理活性物質をエイコサノイドという（図7-17）。プロスタグランジン（PG），プロスタサイクリン（PGI），トロンボキサン（TX），ロイコトリエン（LT）などがある。これらは構造の違いから多数の物質があり，それぞれが存在する組織の働きに応じて生理活性を示す。微量で作用する局所ホルモンとも考えられる。

プロスタグランジンは，平滑筋収縮，炎症や血圧の調節など多様な作用がある。プロスタサイクリンは血管収縮や血小板凝集を抑制する。トロンボキサンには血管収縮，血小板凝集作用がある。

ロイコトリエンは，気管支収縮，血管透過性亢進，白血球の遊走亢進や活性化などの作用がある。

PGE_1, PGF_1, TXA_1 — XTA_3, LTC_3, LTD_3 — PGD_2, PGE_2, PGF_2, PGI_2, XTA_2 — LTA_4, LTB_4, LTC_4, LTD_4, LTE_4 — PGD_3, PGE_3, PGF_3, PGI_3, XTA_3 — LTA_5, LTB_5, LTC_5

◆ 演習問題

問題1. 脂質を脂肪酸とグリセロールに加水分解する酵素はどれか。
- (a) キモトリプシン
- (b) ペプシン
- (c) マルターゼ
- (d) ラクターゼ
- (e) リパーゼ

問題2. 比重がもっとも軽いリポタンパクはどれか。
- (a) HDL
- (b) IDL
- (c) LDL
- (d) VLDL
- (e) カイロミクロン

問題3. 脂質の代謝で誤った記述はどれか。
- (a) 脂肪酸のω酸化は小胞体で行われる。
- (b) 脂肪酸のβ酸化はアシルCoAを出発点として行われる。
- (c) 飽和脂肪酸から1個の二重結合をもつ不飽和脂肪酸が合成できる。
- (d) 脂肪酸のα酸化では高エネルギーリン酸化合物が大量に生成される。
- (e) β酸化の亢進でアセチルCoAが大量に産生されるとケトン体合成が高まる。

問題4. 脂肪組織でのトリグリセリドの分解を抑制するホルモンはどれか。
- (a) インスリン
- (b) エピネフリン
- (c) グルカゴン
- (d) 甲状腺ホルモン
- (e) 副腎皮質ホルモン

問題5. コレステロールの代謝について誤った記述はどれか。
- (a) コレステロールは生体内でアセチルCoAを素材として合成される。
- (b) HMG-CoAレダクターゼはコレステロール合成を調節する。
- (c) 生体内では1日に約1〜1.5gのコレステロールが合成される。
- (d) 胆汁酸はコレステロールから合成される。
- (e) 胆汁酸はタンパク質の消化吸収に重要である。

◎解 答
問題1. (e) ▶ p.63参照
問題2. (e) ▶ p.67参照
問題3. (d) ▶ p.70〜72参照
問題4. (a) ▶ p.75参照
問題5. (e) ▶ p.78〜79参照

chapter 8 タンパク質, アミノ酸の代謝

〈学習のポイント〉

① 食物で摂取したタンパク質は,胃液のペプシンでペプトンとプロテオースに分解され,その後,小腸内でトリプシン,キモトリプシンなどによってアミノ酸にまで分解され,吸収される。
② 小腸で吸収されたアミノ酸は門脈を経て肝臓へ運ばれる。
③ 肝臓に運ばれたアミノ酸は,タンパク質などの合成に使われたり,アミノ酸プールとして保存される。
④ 生体内では,DNAの情報にもとづいてリボソーム上でタンパク質が合成される。
⑤ アミノ酸には,生体内で合成できる非必須アミノ酸と合成できない必須アミノ酸がある。
⑥ アミノ酸からアミノ基が離脱する反応には,アミノ基転移反応,酸化的脱アミノ反応,非酸化的脱アミノ反応がある。
⑦ アミノ酸の窒素は,尿素回路で尿素となって尿中に排泄される。

1. タンパク質の消化吸収

　食物から摂取されたタンパク質は,胃液に含まれるペプシンによってアミノ酸の単鎖であるペプトンやプロテオースに分解される(図8-1)。さらに,膵液中のトリプシン,キモトリプシン,エラスターゼ,カルボキシペプチダーゼなどの作用を受け,すべてのタンパク質はアミノ酸にまで分解される。分解されたアミノ酸は小腸で速やかに吸収される(図6-2,3)。吸収されたアミノ酸は小腸粘膜の毛細血管から血中に入り,門脈を経て肝臓に運ばれる。

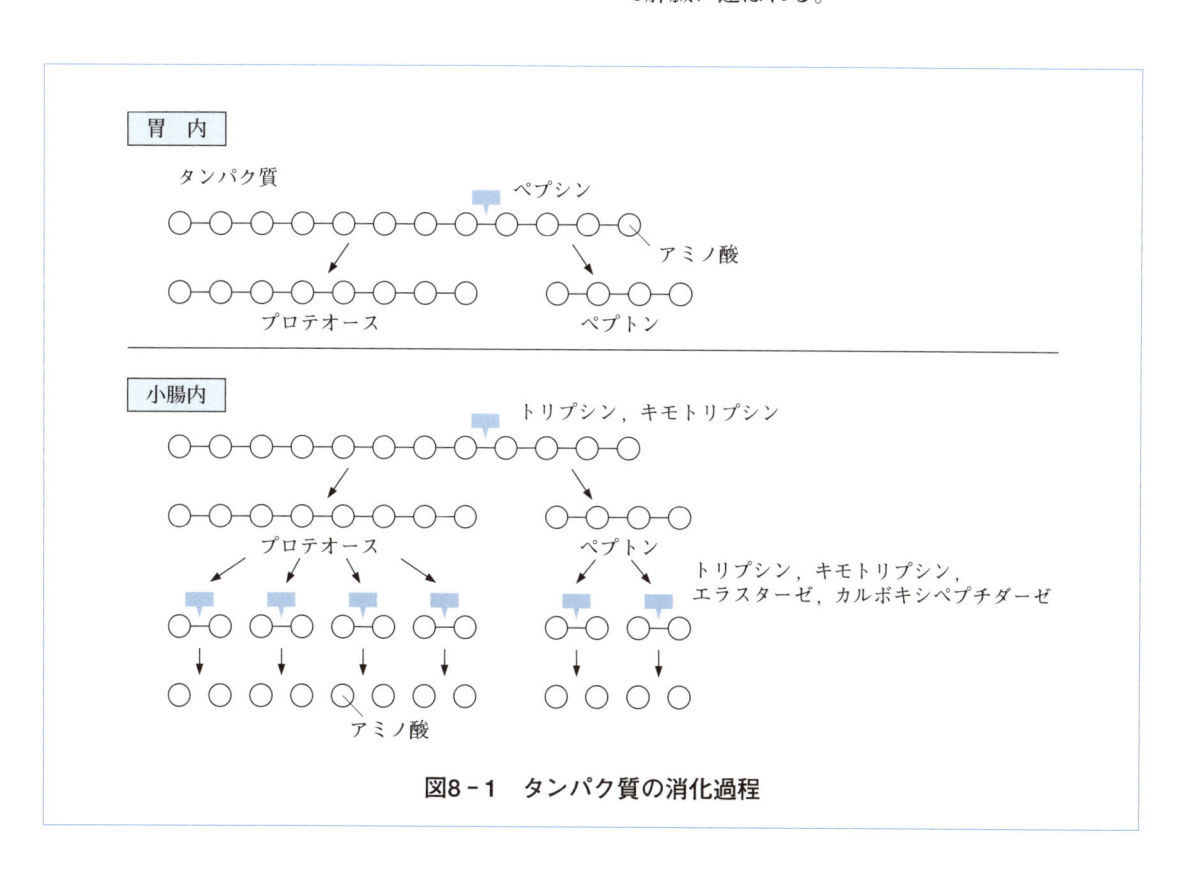

図8-1　タンパク質の消化過程

2. タンパク質の代謝

肝臓に運ばれたアミノ酸は，タンパク質などの合成に使われるほか，アミノ酸プールに入る。アミノ酸プールに入ったアミノ酸は，必要に応じて分解され，グリコゲン，脂質，ペプチドホルモンなどに転換される（図8-2）。また，ピルビン酸にも変換されてクエン酸回路に入り，最終的にはCO_2と水になってエネルギーも産生する（図6-5，8）。残りの窒素は，尿素に合成されて尿中に排泄されたり，アミノ基として糖質に渡され，アミノ酸の合成に使われる。

タンパク質はエネルギー源というよりも，生体の構成成分，生体触媒作用（酵素），生理活性物質やビタミンの合成，ペプチドホルモンの合成，遺伝現象の発現，酸素の運搬（ヘモグロビン），脂質の運搬（アポタンパク質）などとしての機能が重要である。これらの機能を果たすためにタンパク質は生体内に分布し，合成と分解がつり合った状態で動的平衡を保ちながら，新旧のタンパク質が入れ替わっている。

1）タンパク質の合成

タンパク質は，後述するようにDNAのもつ遺伝情報にもとづいてリボソーム上で合成される（図8-3）。

合成されるタンパク質は，筋肉タンパク質のように細胞質内にとどまる（細胞質タンパク質）ほか，消化酵素，抗体，血漿タンパク質，コラーゲン，ホルモンなどのように結合組織の成分になったり，血漿中に分泌されたり（細胞外タンパク質），細胞膜に結合してレセプター（受容体）や膜糖タンパク質になったりする（膜タンパク質）。

2）タンパク質の分解

タンパク質は，細胞内のリソソームに含まれる水解酵素（酸性プロテアーゼ）によって分解され，アミノ酸を生じる。

血漿，腸粘膜，肝臓，腎臓などではタンパク質は活発に交替され，およそ10日で半分以上が更新される。一方，筋肉や皮膚でのタンパク質交替はやや遅く，さらに赤血球内のヘモグロビンは赤血球が約120日の寿命で崩壊されるまで更新されない。

3）窒素出納

生体に摂取される窒素化合物のほとんどはタンパク質で，体内にある窒素化合物はタンパク質あるいはタンパク質から合成されたものである。したがって，体外に排出される窒素化合物はすべてがタンパク質に由来する代謝産物といってよい。このため，食事で摂取する窒素量と，排泄される窒素量とを比較すれば，生体内におけるタンパク質代謝の全体像が把握できる。

体内に取り入れられる窒素量と，体外に排泄される総窒素量との差を窒素出納という。

窒素出納＝摂取窒素量－（尿中窒素排泄量＋便中窒素排泄量＋経皮窒素排泄量）

体外に排泄される窒素化合物は主に尿中に排泄され，窒素量として10～24g/日程度である。このほか，便，皮膚，毛髪，爪などとして1日1.4gくらいの窒素が失われる。

成人では摂取窒素量と排泄窒素量はほぼ等しく，窒素出納は0(ゼロ)の平衡状態にある。

摂取窒素量の方が多いと窒素出納は正になり，体タンパク質が蓄積される。成長期，妊娠期，病後の回復期などでみられる。

排泄窒素量の方が多いと窒素出納は負になり，体タンパク質がエネルギー源として消費されていることを示す。絶食や消耗性疾患などでみられ，窒素の喪失が体内総タンパク質の約1/3に達すると致命的になる。

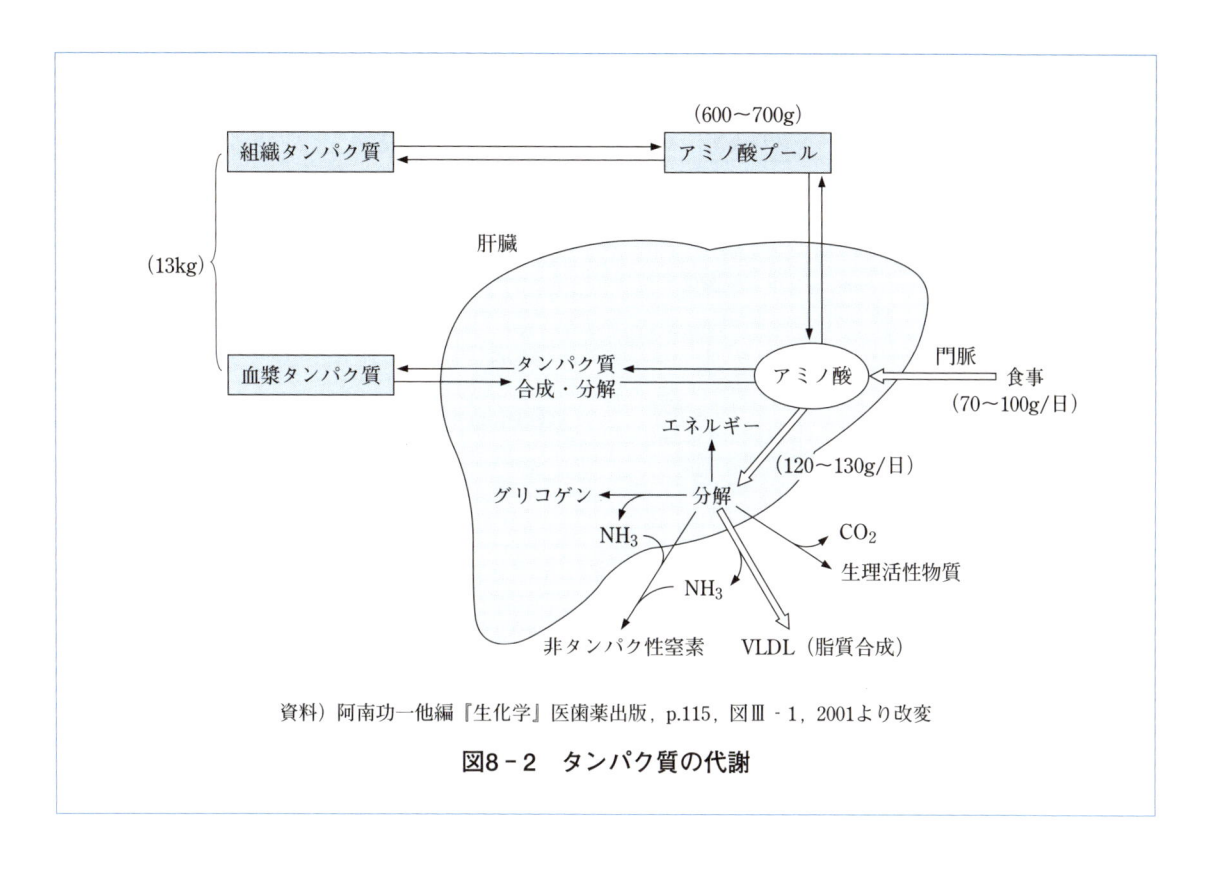

資料）阿南功一他編『生化学』医歯薬出版，p.115，図Ⅲ-1，2001より改変

図8-2　タンパク質の代謝

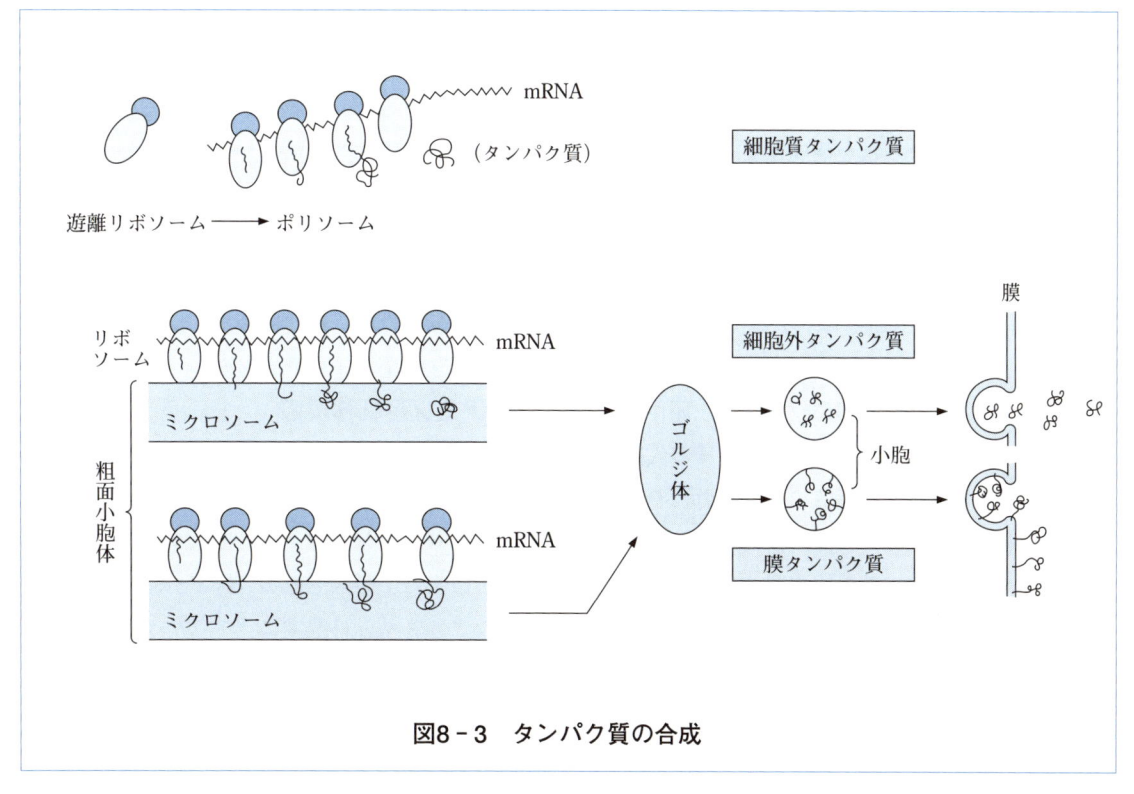

図8-3　タンパク質の合成

資料）奥 恒行・高橋正侑編『生化学』南江堂, p.46, 図2C-8, 2001より改変

図8-4 アミノ酸プールの概念

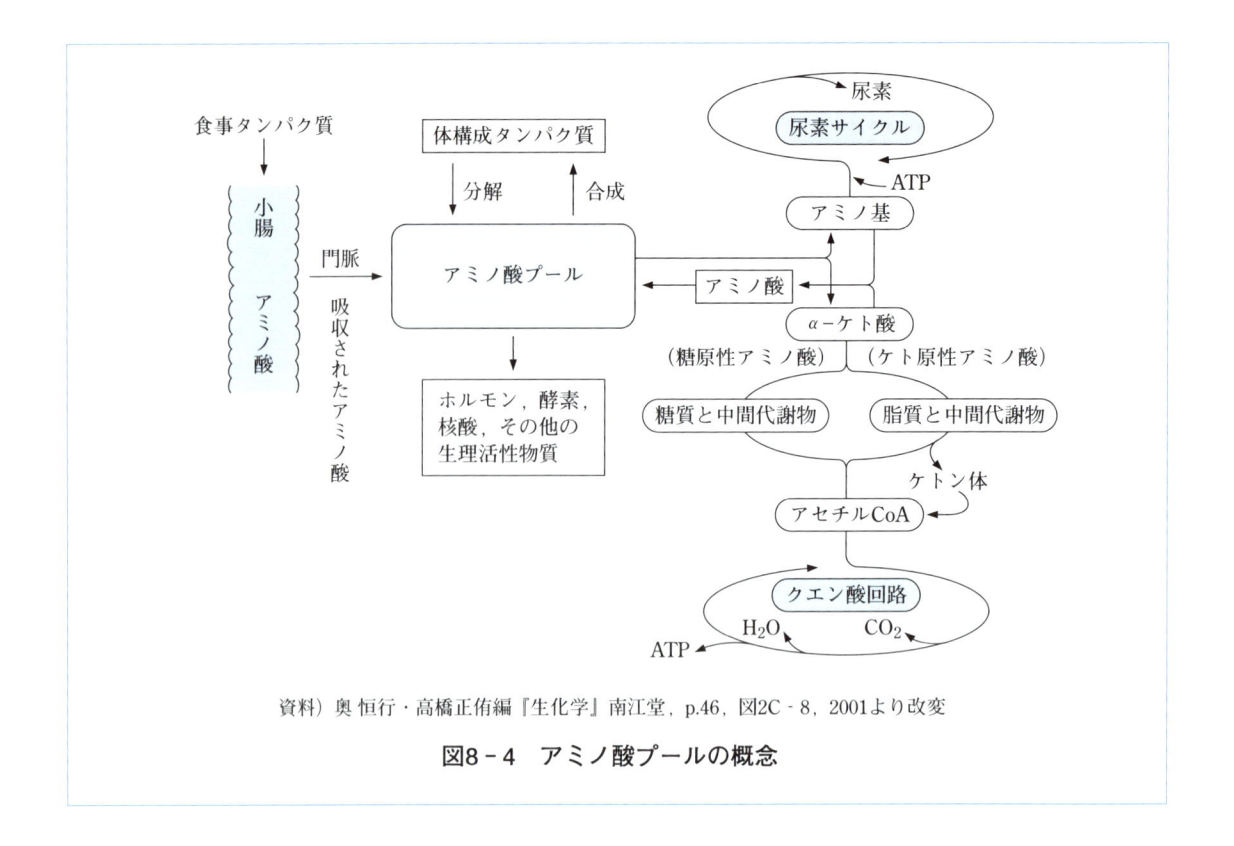

3. アミノ酸の代謝

　食物から吸収されたアミノ酸はアミノ酸プールに入る。そして，からだを構成するタンパク質に合成されたり，ホルモンや酵素などの生理活性物質になる。

　アミノ酸の分解では，アミノ基とα-ケト酸（アミノ酸からアミノ基を除いた炭素鎖部分）に分かれる（図8-4）。

　アミノ基は大部分が尿素に合成され，尿中に排泄される。α-ケト酸は糖質または脂質の代謝経路に入り，グリコーゲンや脂質に合成されたり，クエン酸回路に入ってエネルギー源となる。

　また，アミノ基と一部の炭素骨格からは再びアミノ酸が合成される。この際，異なる種類の炭素骨格からは異なった種類のアミノ酸が生成され，アミノ酸プールに流入する。

　生体で相互交換できるアミノ酸は限られている。生体内で合成や相互交換のできるアミノ酸を非必須アミノ酸という。一方，生体内では合成や相互交換ができず，食物から摂取する必要があるアミノ酸を必須アミノ酸という。

1）アミノ基の離脱

　アミノ酸からアミノ基がとれる離脱反応には，アミノ基転移反応，酸化的脱アミノ反応，非酸化的脱アミノ反応の3種類がある。

（1）アミノ基転移反応

　α-ケト酸にアミノ基を移し，新しいアミノ酸とα-ケト酸を生成する反応で，アミノ基転移酵素（アミノトランスフェラーゼ，トランスアミナーゼ）によって触媒される（図8-5）。

　主なアミノ基転移酵素に，アスパラギン酸アミノトランスフェラーゼ（AST，グルタミン酸オキサロ酢酸トランスアミナーゼ：GOT）と，アラニンアミノトランスフェラーゼ（ALT，グルタミ

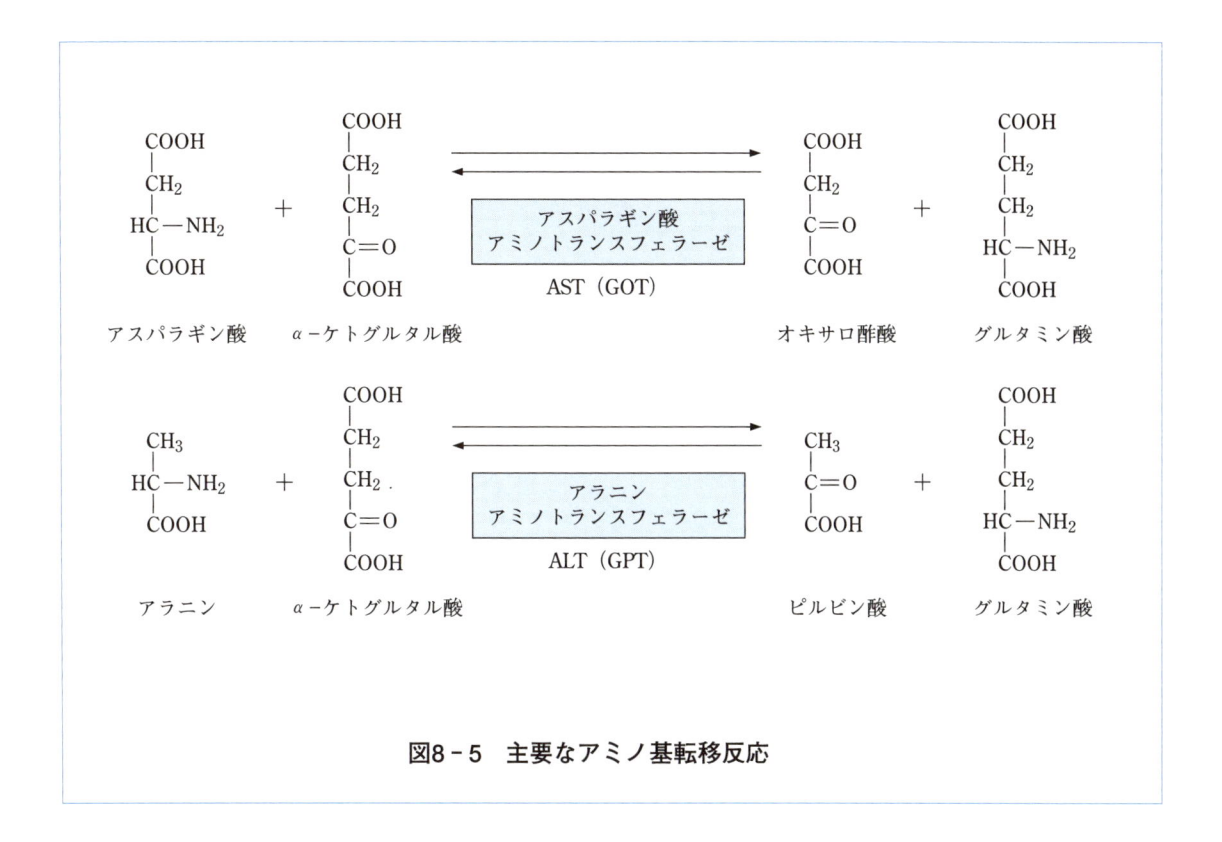

図8-5 主要なアミノ基転移反応

ン酸ピルビン酸トランスアミナーゼ：GPT）がある。これらはほとんどのアミノ酸からのアミノ基の転移を触媒し，多くの組織に存在するが，ASTは心筋と肝臓に多く，ALTは肝臓と小腸に多く含まれる。

ASTもALTも細胞質にあり，血中でこれらの酵素活性が上昇する場合には細胞が破壊されて漏れ出てきたことを示す。逸脱酵素と呼ばれ，肝炎や心筋梗塞などの診断に使われる。

(2) 酸化的脱アミノ反応

アミノ酸が酸化されてα-ケトグルタル酸とアンモニアができる反応である。

代表的な酵素にグルタミン酸脱水素酵素（グルタミン酸デヒドロゲナーゼ，図8-6）があり，NAD^+または$NADP^+$を補酵素とする。グルタミン酸脱水素酵素の反応は可逆性で，発生した有毒なアンモニアをグルタミン酸として捕捉し，肝臓に運ぶ役割も果たす。

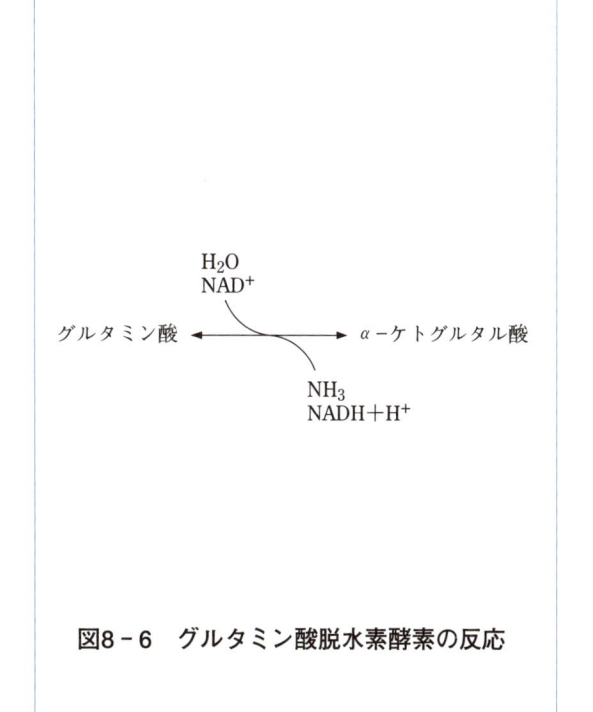

図8-6 グルタミン酸脱水素酵素の反応

図8-7 尿素合成

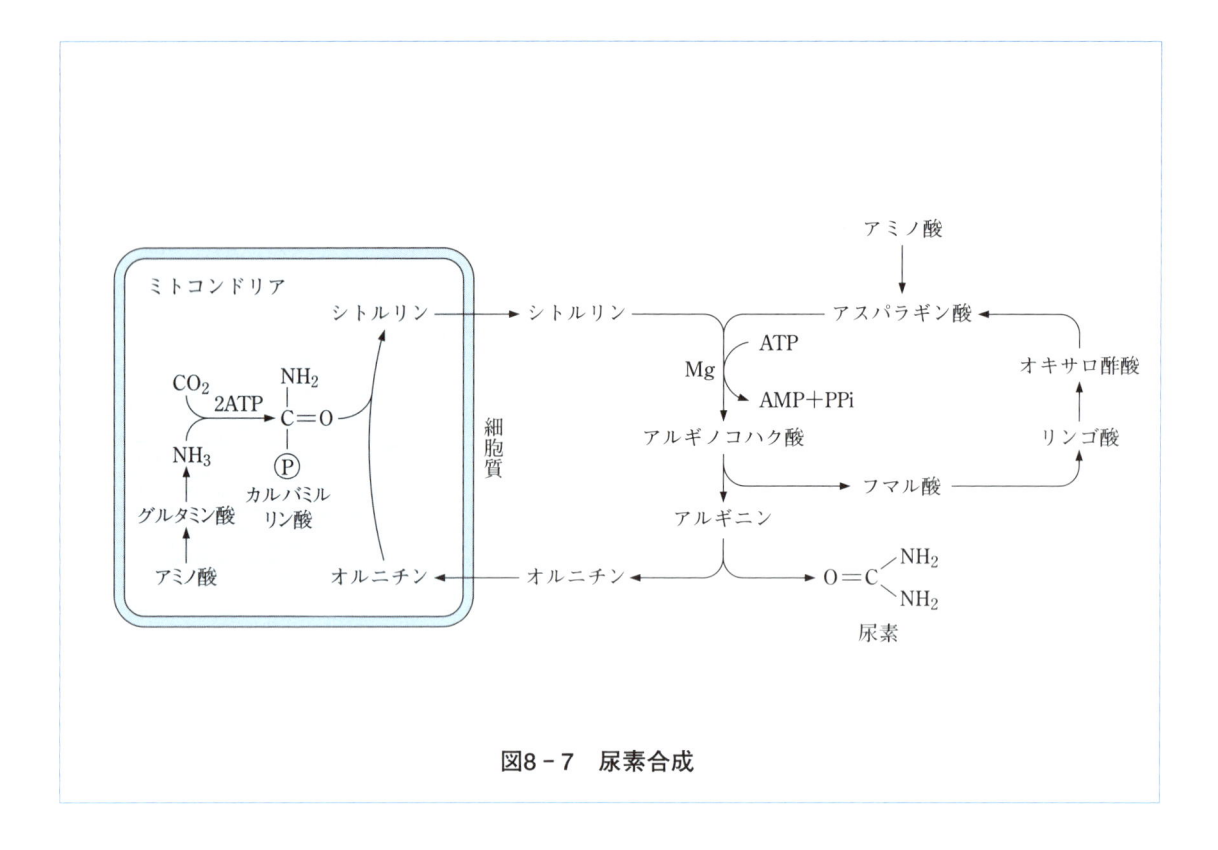

(3) 非酸化的脱アミノ反応

水酸基をもつセリン，スレオニンは，セリンデヒドラターゼ，スレオニンデヒドラターゼによって非酸化的に脱アミノ反応が行われ，それぞれピルビン酸とα-ケト酪酸に分解しアンモニアを放出する。

2) アミノ基の処理──尿素合成

アミノ酸の窒素は，最終的には窒素化合物（尿素，尿酸，アンモニア，クレアチン，クレアチニン）となって尿中に排泄される。尿素は，肝臓の尿素回路（オルニチンサイクル）で窒素の最終代謝産物として合成される（図8-7）。

アミノ酸から脱アミノ反応によって発生するアンモニアは，有害であるのでグルタミン酸に渡されてグルタミンとなり，肝臓や腎臓に運ばれて処理される。

肝臓では，ミトコンドリア内で，グルタミン酸からグルタミン酸脱水素酵素によってα-ケトグルタル酸に変換する際にアンモニアが発生する。生じたアンモニアはCO_2と反応してカルバミルリン酸を生成し，オルニチン[*1]と反応してシトルリンをつくってミトコンドリアの外に出る。シトルリンは細胞質でアスパラギン酸のα-アミノ基と結合し，アルギノコハク酸を経て，アルギニンを合成する。そして，アルギニンは無害な尿素とオルニチンとに加水分解される。尿素は血中を介して尿中に排泄される。また，オルニチンはシトルリンの生成に再利用される。

一方，腎臓に運ばれたグルタミンはグルタミナーゼ（加水分解酵素）によってアンモニアとグルタミン酸に分解され，アンモニアは尿中に排泄される。

3) アミノ酸の炭素骨格の代謝

アミノ酸からアミノ基が離れた炭素骨格（α-

図8-8 アミノ酸の炭素骨格の代謝

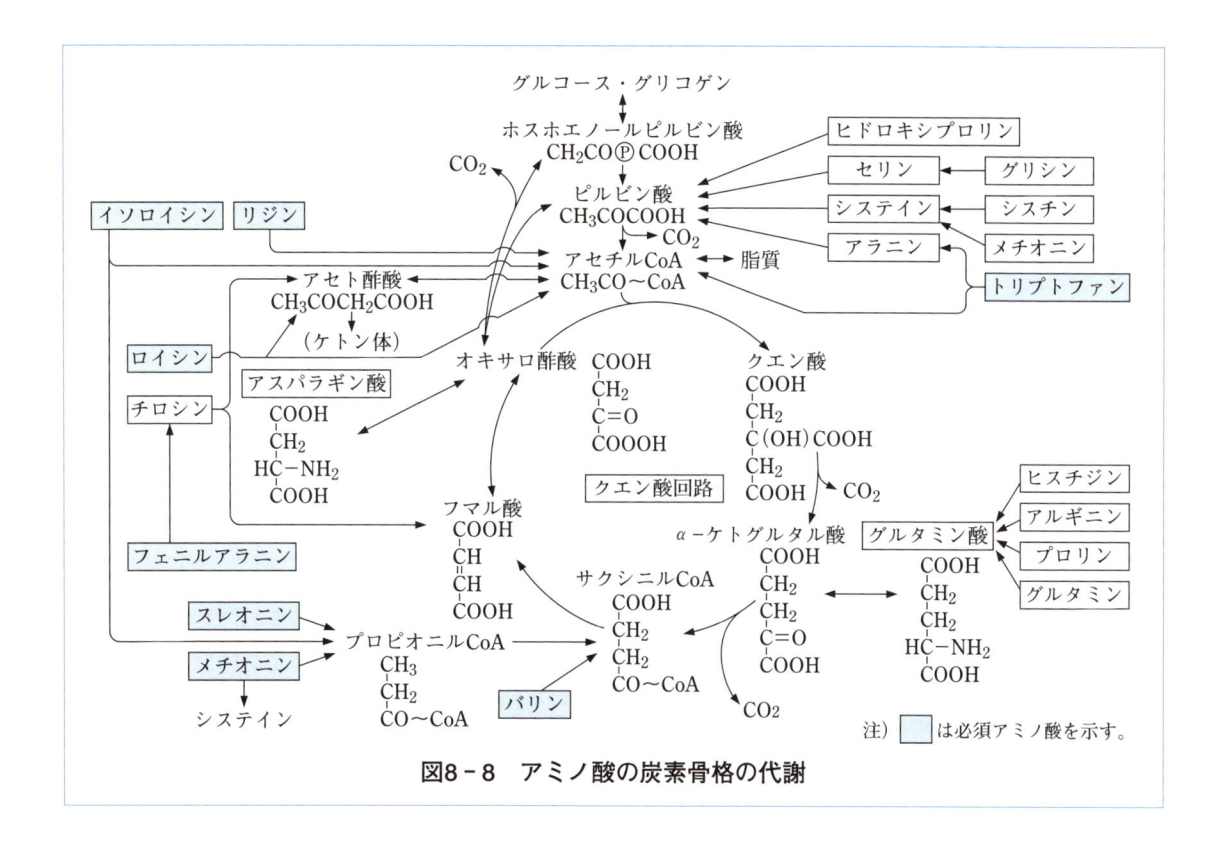

ケト酸)は，アミノ酸の種類によって代謝過程は異なるが，その大部分は最終的には解糖系やクエン酸回路に入り，二酸化炭素と水に分解されるとともに，ATPを発生する（図8-8）。また，一部はその中間代謝産物が糖質，脂質，そのほかの生理活性物質に組み入れられる。

アミノ酸炭素骨格の炭水化物代謝への合流は，3カ所ある。

第1は，解糖系のピルビン酸になるもので，アラニン，セリンなどのアミノ酸がある。これらは糖を生成するので，糖原性アミノ酸という。

第2は，アセチルCoAになるもので，ロイシン，イソロイシン，フェニルアラニン，チロシンなどのアミノ酸である。これらは脂肪酸を生成し，一部はケトン体の生成に向かうので，ケト原性アミノ酸という。

第3は，クエン酸回路の中の代謝物になるもので，グルタミン酸，アスパラギン酸などである。

*1 **オルニチン**

オルニチンは $C_5H_{12}N_2O_2$ の構造をもつ分子量132.16の塩基性アミノ酸である。

$$HOOC-\underset{NH_2}{\underset{|}{C}}H-\underset{H}{\underset{|}{C}}H-\underset{H}{\underset{|}{C}}H-\underset{H}{\underset{|}{C}}H-NH_2$$

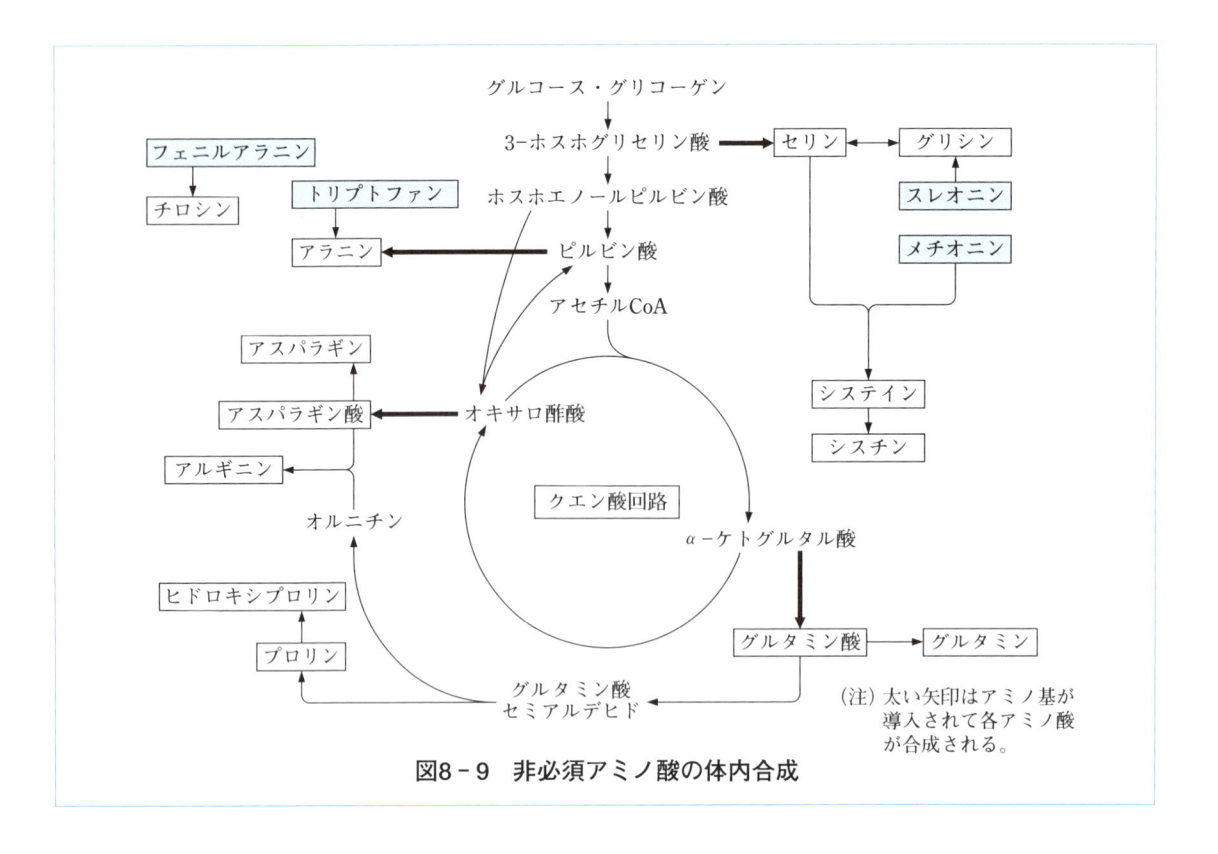

図8-9 非必須アミノ酸の体内合成

これらはオキサロ酢酸を経て糖が生成されるので，糖原性アミノ酸と呼ばれる。

4) アミノ酸の生合成

アミノ酸には，生体内では合成できないか十分には合成できない必須アミノ酸と，生体内で合成することができる非必須アミノ酸とがある。

(1) 必須アミノ酸

体内で合成できないか，合成が不十分なために，食物から摂取しなければならないアミノ酸で，リジン，バリン，ロイシン，イソロイシン，スレオニン，メチオニン，トリプトファン，フェニルアラニンの8種類ある。小児ではヒスチジンも加わるが，成人ではプリンヌクレオチドから合成できる。

(2) 非必須アミノ酸

窒素源さえあれば糖質代謝の中間体から合成されるアミノ酸や，ほかのアミノ酸から合成されるアミノ酸である。これらのアミノ酸は，必須アミノ酸と窒素源，糖質があれば，必ずしも食物で摂取する必要はなく，体内で合成することができる（図8-9）。

5) アミノ酸からの生理活性物質の合成

アミノ酸は，タンパク質やペプチドの合成に使われたり，分解してエネルギー源となるほか，生理活性をもった物質の合成にも利用される。

(1) ポルフィリン，ヘム

ポルフィリンは，4個のピロール（C_6H_5N）が4個のメチン橋（$-CH=$）で閉環した化合物の誘導体をいう。側鎖にメチル，酢酸，ビニル，プロピオン酸などの基が置換することにより，ウロポルフィリン，コプロポルフィリン，プロトポルフィリン，ヘマトポルフィリンなどがある。

生体内で合成されるポルフィリンとして，ヘムがある（図8-10）。プロトポルフィリンの中央に2価の鉄が1個結合してできたヘムと，ポリペ

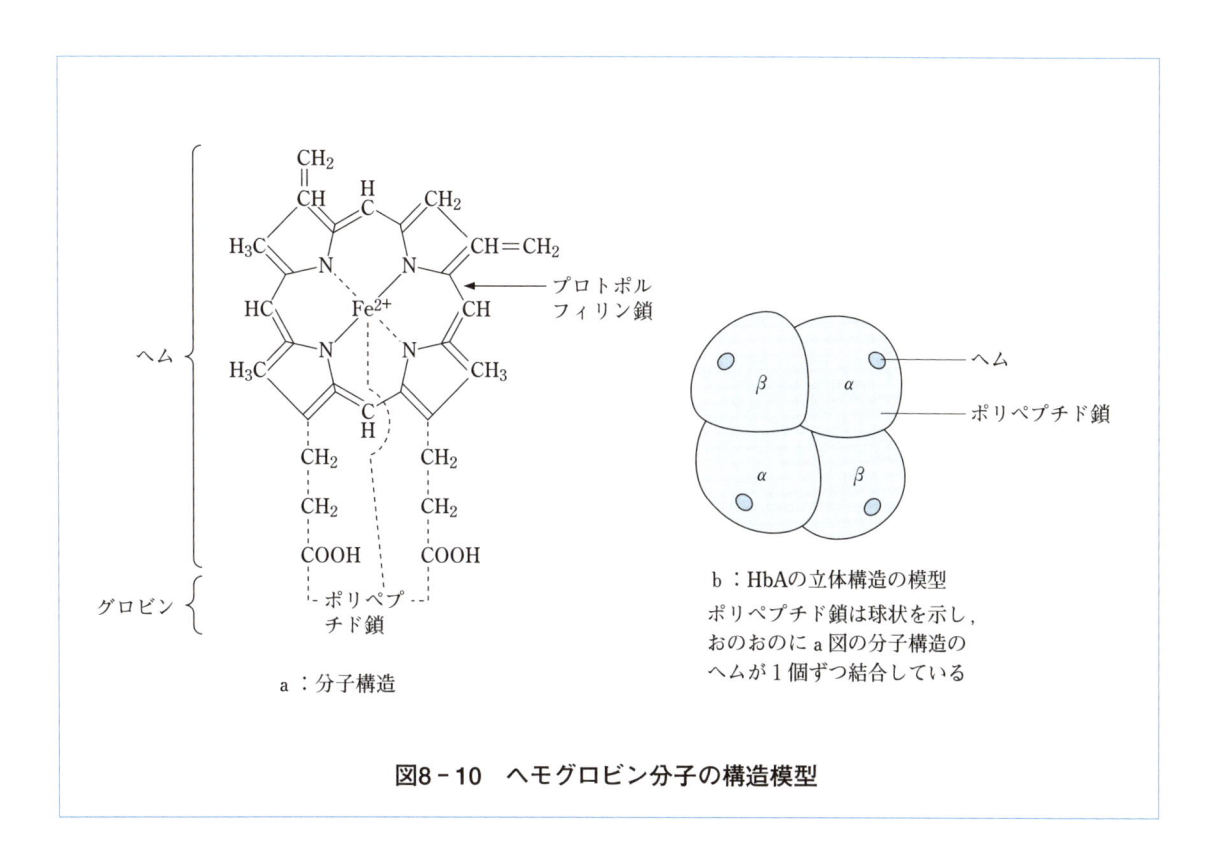

図8-10 ヘモグロビン分子の構造模型

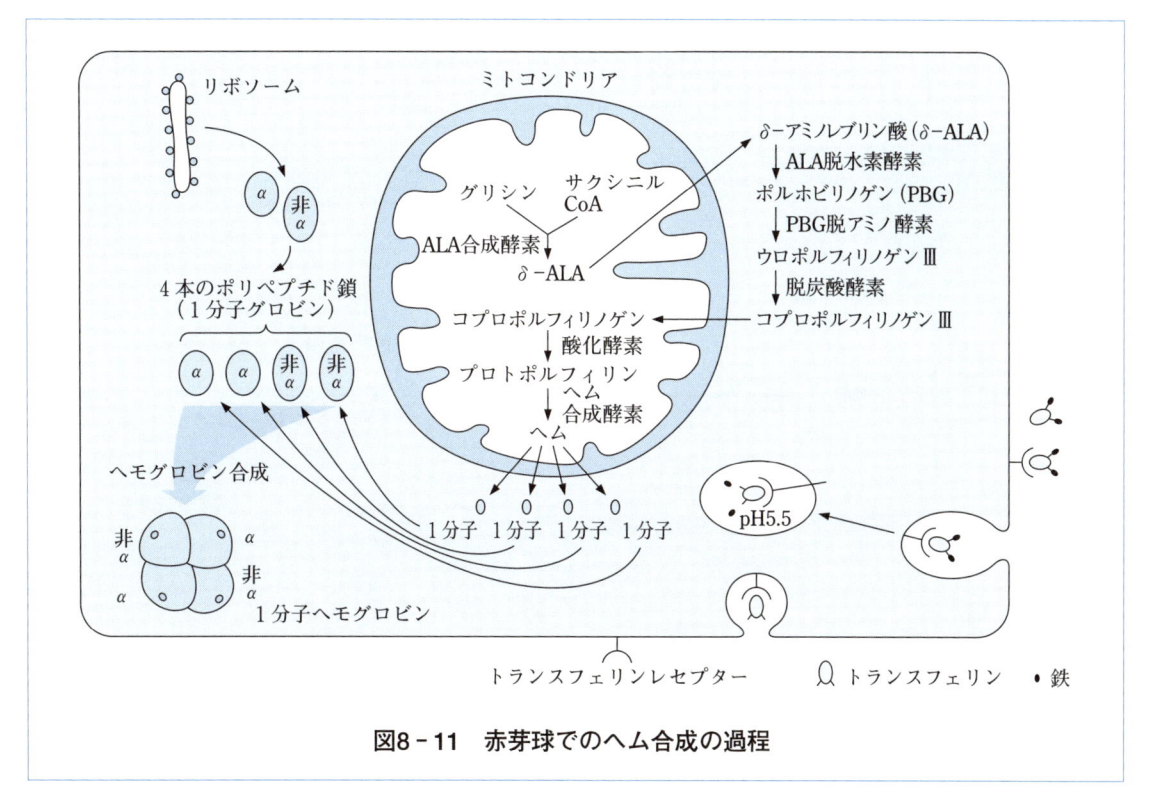

図8-11 赤芽球でのヘム合成の過程

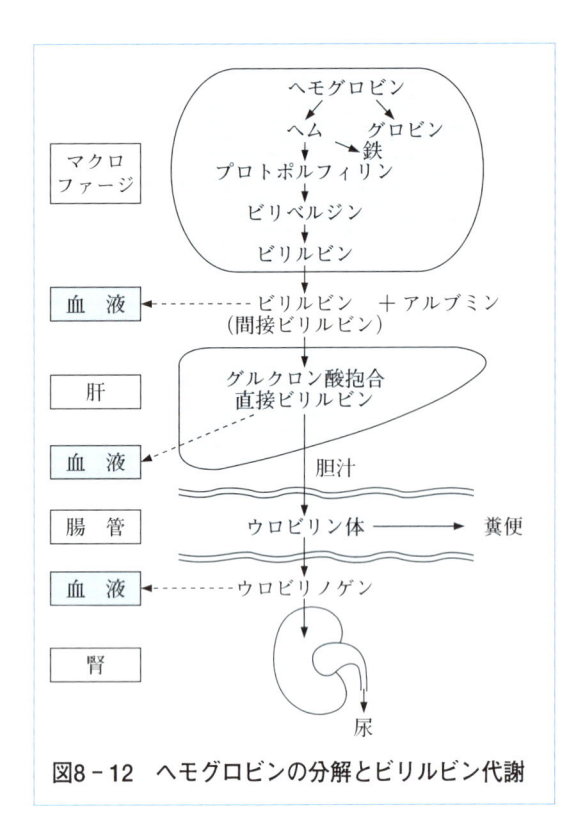

図8-12 ヘモグロビンの分解とビリルビン代謝

プチド鎖のグロビン（図2-3）とが結合したものが赤血球に含まれるヘモグロビンである。ヘモグロビンは体内で酸素を運搬する重要な役割を担っている。

ヘムは赤芽球の細胞質で合成される（図8-11）。まず，ミトコンドリアでグリシンとサクシニルCoAが重合してδ-アミノレブリン酸（δ-ALA）となる。これは細胞質に出て，ポルホビリノゲン，ウロポルフィリノゲンⅢ，コプロポルフィリノゲンⅢと変化し，再びミトコンドリアに移動してコプロポルフィリノゲンとなり，酸化酵素によってプロトポルフィリンに変化する。これに鉄が結合してヘムになる。

(2) 胆汁色素

寿命の尽きた赤血球は脾臓のマクロファージなどに壊される。ヘモグロビンはヘムとグロビンに分解され，ヘムはビリベルジンを経てビリルビンになる。ビリルビンは血清中のアルブミンと結合

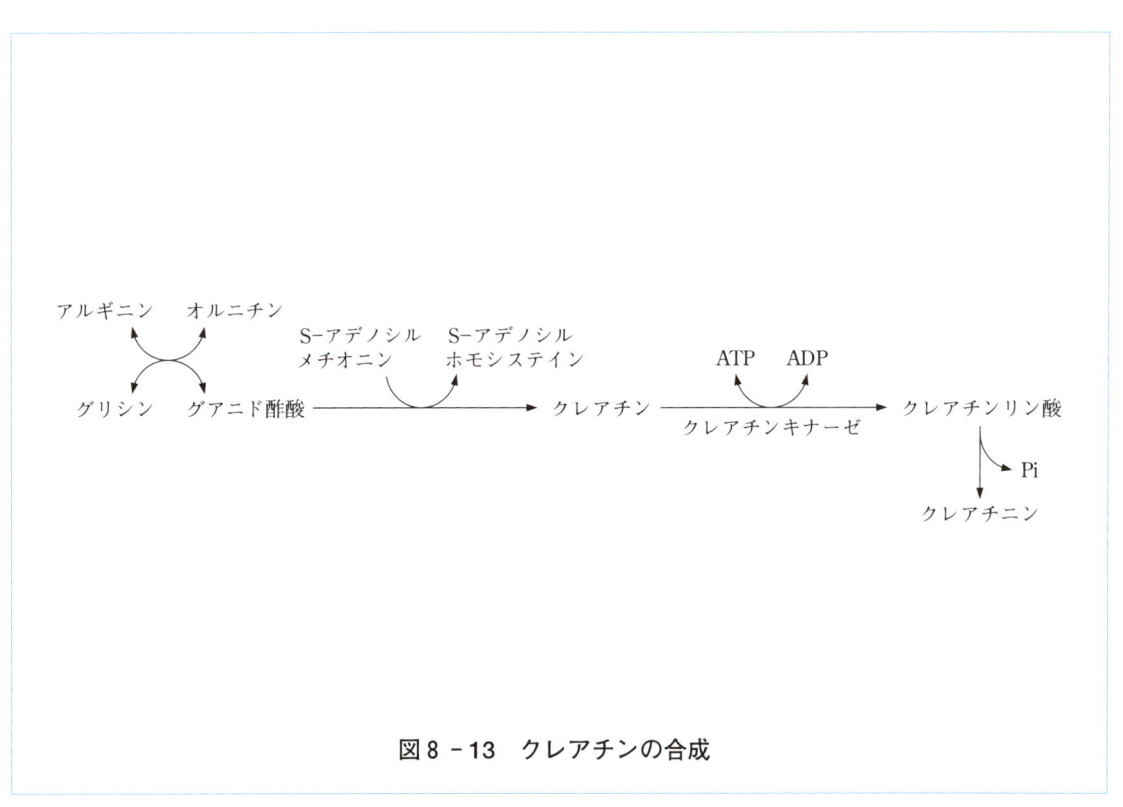

図8-13 クレアチンの合成

して肝臓に運ばれ，グルクロン酸を結合して可溶性となり，胆汁の成分として胆管，胆嚢を経て腸管へ排出される（図8-12）。黄褐色のビリルビン，緑褐色のビリベルジン，およびそれらの代謝産物を胆汁色素といい，暗褐色の胆汁の成分となっている。

（3）クレアチン

クレアチンは筋肉や脳に多く含まれ，グリシンとアルギニンを材料にして合成される（図8-13）。クレアチンにATPが結合すると高エネルギーリン酸化合物のクレアチンリン酸となり，エネルギーを貯蔵する。すなわち，過剰なATPはクレアチンリン酸として蓄えられ，必要なときには逆反応によってATPを供給できる。

クレアチニンはクレアチンの最終代謝産物で，尿中に排泄される。クレアチニンの尿中排泄量は筋肉量に比例する。

6）アミノ酸代謝異常

アミノ酸代謝を行う酵素が先天的に欠損していたり，活性が低い場合には，アミノ酸代謝に異常が起こる。代謝異常のあるアミノ酸や中間代謝産物，異常代謝産物などが体内に蓄積し，その結果として，種々の症状が起こる。とくにフェニルケトン尿症[*2]，メープルシロップ尿症，ホモシスチン尿症は知能障害を起こすので，新生児期にマス・スクリーニング検査[*3]で早期に発見し，食事療法を行って進行を抑える。

4．臓器別のタンパク質代謝

各臓器では，それぞれに役割を果たすタンパク質が合成され，分泌されている。

肝臓はタンパク質合成の中心であり，アルブミンなど多くのタンパク質を合成し，血中に分泌している。結合組織の線維芽細胞ではコラーゲンや

＊2　フェニルケトン尿症
日本では約7万人に1人の頻度で発症し，赤髪，痙攣，精神遅滞，発達障害などがみられる。新生児期に発見し，食事でのフェニルアラニン摂取を制限することで，知能を正常に維持できる。

＊3　新生児マス・スクリーニング検査
新生児マス・スクリーニング検査の対象は，フェニルケトン尿症，メープルシロップ尿症，ホモシスチン尿症，ガラクトース血症，先天性甲状腺機能低下症（クレチン症），先天性副腎過形成症の6疾患である。以前対象とされていたヒスチジン血症は，1992年に対象から外された。

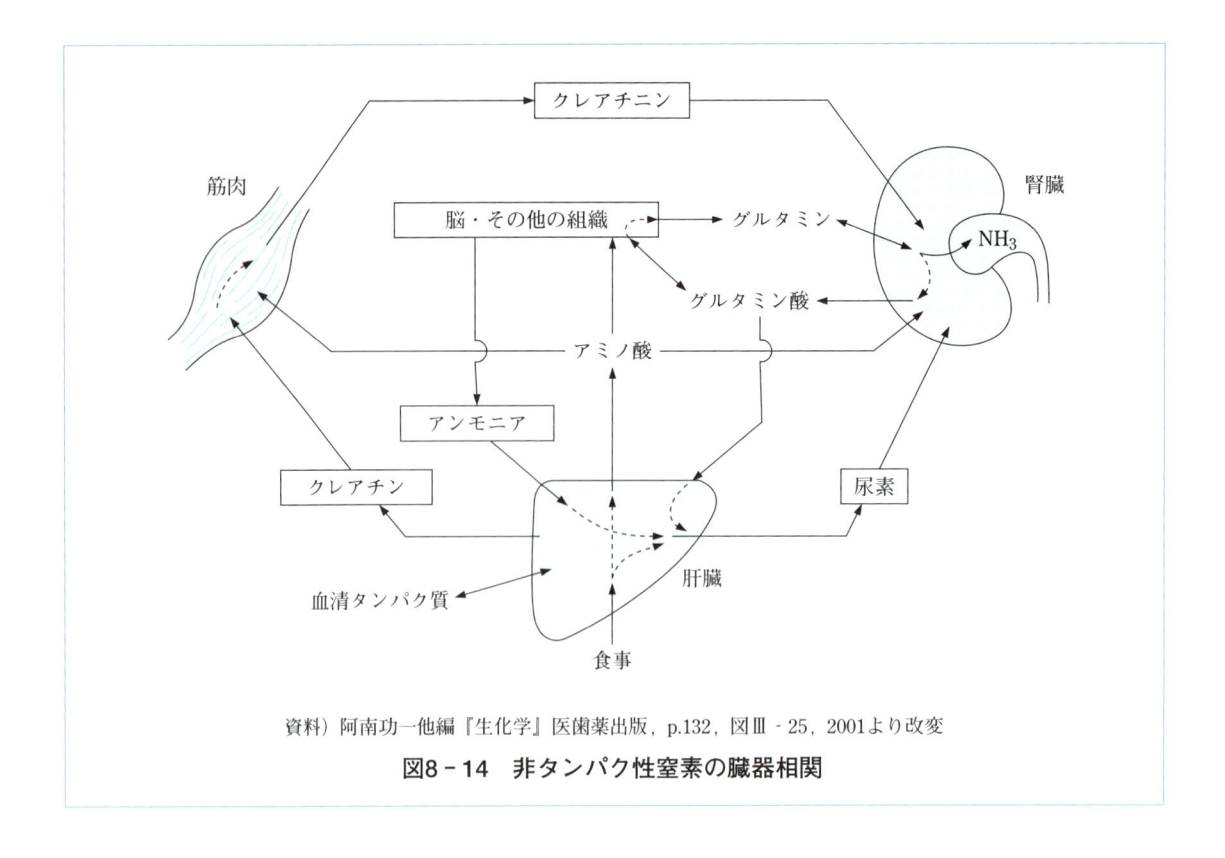

図8-14 非タンパク性窒素の臓器相関

資料）阿南功一他編『生化学』医歯薬出版, p.132, 図Ⅲ-25, 2001より改変

エラスチンを合成し，細胞外へ分泌している。筋肉では筋肉タンパク質，赤血球ではヘモグロビン，リンパ球では免疫グロブリン（抗体），水晶体ではクリスタリンなど，特異的なタンパク質が合成されている。

窒素化合物の代謝の中心は肝臓である（図8-14）。

肝臓は全組織にアミノ酸を供給する。アミノ酸の供給源は主として食物中のアミノ酸であるが，不足する場合には，アルブミンなどの血清タンパク質や，筋肉タンパク質などが分解されて利用される。

また，各組織で発生したアンモニアは肝臓の尿素回路で無害な尿素に合成され，腎臓から排泄される。

クレアチンは主に肝臓でアルギニンから代謝されて生成され，筋肉や脳などでクレアチンリン酸としてエネルギー貯蔵物質になる。排泄はクレアチニンになって，腎臓から尿中へ放出される。

脳などで発生するアンモニアの多くはグルタミンの形で腎臓へ送られる。腎臓からアンモニアを放出した後，グルタミン酸となって再び脳へ戻る。

◆ 演習問題

問題1. 食物中のタンパク質の分解に関係しないのはどれか。
　　(a) エラスターゼ　　(b) カルボキシペプチダーゼ　　(c) キモトリプシン
　　(d) トリプシン　　(e) リパーゼ

問題2. タンパク質代謝について誤った記述はどれか。
　　(a) アミノ酸は体内でグリコーゲンに変換できる。
　　(b) タンパク質は体内ではリボソーム上で合成される。
　　(c) 赤血球ヘモグロビンの平均寿命は約20日である。
　　(d) アミノ酸が分解されるとアミノ基と α-ケト酸に分かれる。
　　(e) 消耗性疾患では窒素出納が負になる。

問題3. 必須アミノ酸はどれか。
　　(a) アスパラギン酸　　(b) アラニン　　(c) グルタミン
　　(d) システィン　　(e) トリプトファン

問題4. クレアチンについて誤った記述はどれか。
　　(a) 筋肉に多く含まれる。
　　(b) グリシンとメチオニンを材料にしてつくられる。
　　(c) ATPを結合して高エネルギーリン酸化合物になる。
　　(d) 最終代謝産物はクレアチニンである。
　　(e) クレアチニンの尿中排泄量は筋肉量に比例する。

問題5. 新生児マス・スクリーニング検査の対象疾患はどれか。
　　(a) 肝芽腫　　(b) 神経芽腫　　(c) 新生児黄疸
　　(d) フェニルケトン尿症　　(e) 副腎性器症候群

◎解　答
問題1．(e) ▶ p.83参照
問題2．(c) ▶ p.84参照
問題3．(e) ▶ p.90参照
問題4．(b) ▶ p.93参照
問題5．(d) ▶ p.93参照

chapter 9 情報高分子の構造と機能

〈学習のポイント〉
① 遺伝情報は核の中のDNAにある。
② DNAの情報はRNAに伝えられ，RNAを基礎にしてタンパク質がつくられる。
③ DNAを構成する塩基には，アデニン，グアニン，チミン，シトシンがある。
④ RNAを構成する塩基には，アデニン，グアニン，ウラシル，シトシンがある。
⑤ 塩基に五炭糖の結合したものがヌクレオシドで，ヌクレオシドにリン酸基が結合してヌクレオチドになる。
⑥ ヌクレオチドは核酸の構成成分になるほか，高エネルギー化合物，代謝中間体，補酵素，代謝調節因子などにもなる。
⑦ 遺伝情報が伝えられて発現するには，まずDNAからmRNAへの転写が行われ，mRNAのもつ情報が翻訳されてアミノ酸合成へとつながる。
⑧ DNAからRNAへの転写，またDNAの自己複製では，塩基対の相補的結合が重要な意義をもつ。

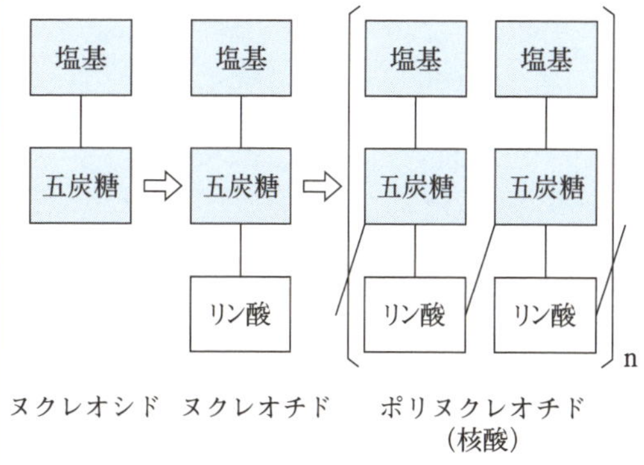

　生物は，親のもつ遺伝情報が正しく伝えられ，親に似た形質が子に発現する。また，児が成長する過程では細胞が分裂しては増え続け，さらに成人になってからも上皮細胞や血液細胞をはじめとして体細胞は分裂をくり返し，分化，成熟している。この過程では，細胞に備えられた遺伝情報にもとづいて細胞はつくられている。

　遺伝情報は細胞の核の中にあるDNA（デオキシリボ核酸）にある。DNAの情報はRNA（リボ核酸）に複写され，RNAは核から細胞質に出る。そして，RNAの遺伝情報をもとに，細胞質内でアミノ酸が結合してタンパク質が合成される。こうして合成されるタンパク質は，DNAのもつ遺伝子情報にもとづいており，決して予期されないようなタンパク質が合成されることはない。

1. ヌクレオチド

　遺伝情報を担う核酸を構成する基本単位はヌクレオチドである。

　核酸は，塩基と五炭糖が結合してできるヌクレオシドに，リン酸が結合しているヌクレオチドが鎖状に連なったポリヌクレオチドである（図9-1）。核酸には，DNAとRNAの2種類がある。

1）塩　基

　核酸を構成する塩基には，プリン環構造をしたプリン塩基と，ピリミジン環構造のピリミジン塩基とがある[*1]（図9-2）。

　プリン塩基には，アデニン（A），グアニン（G）

図9-1　核酸の基本構成

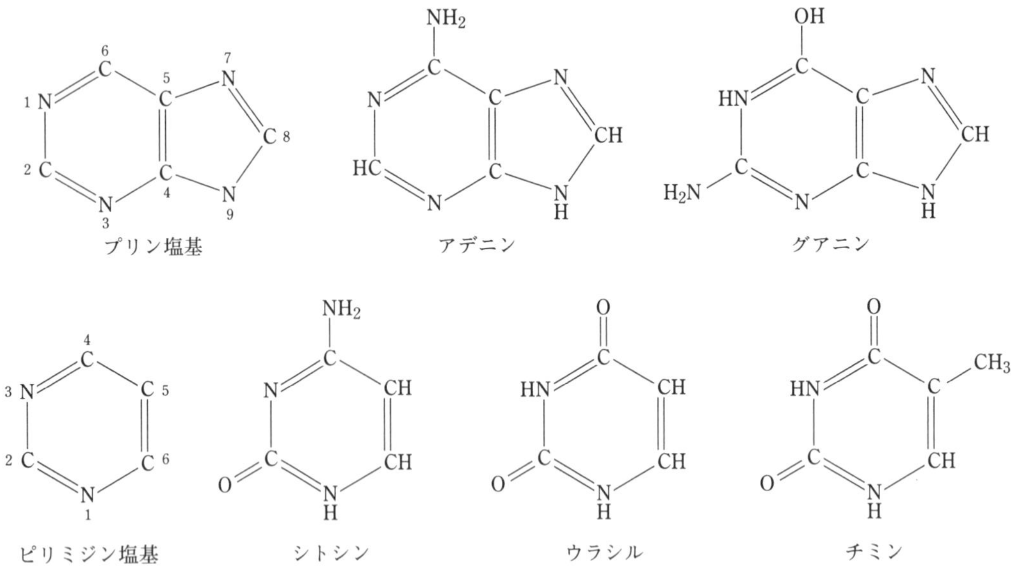

図9-2 核酸を構成する塩基

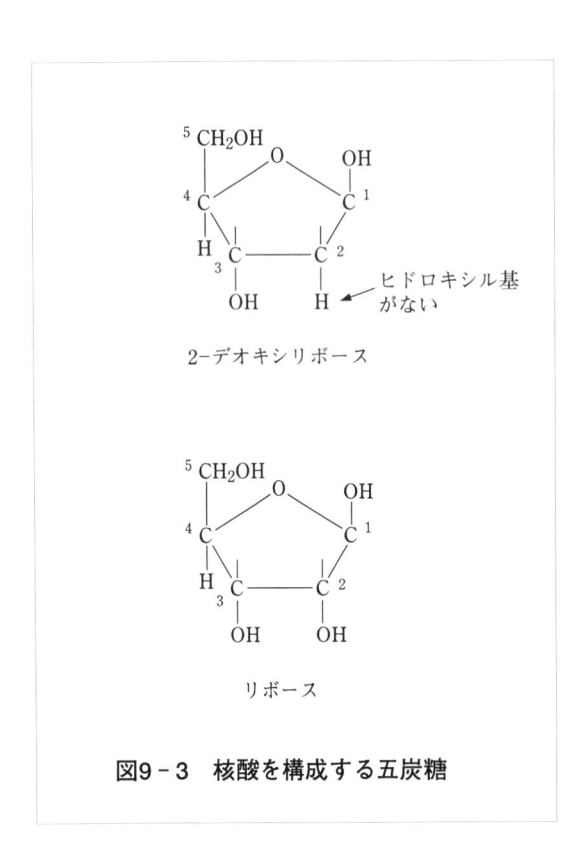

図9-3 核酸を構成する五炭糖

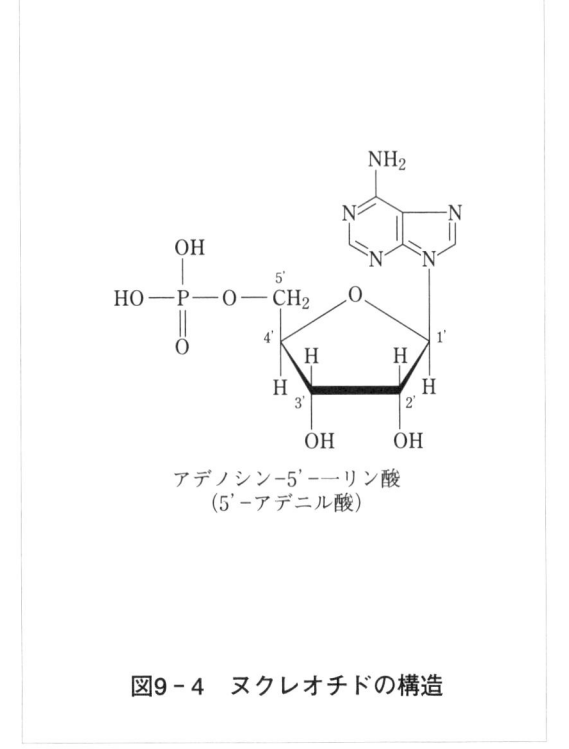

図9-4 ヌクレオチドの構造

表9-1 核酸に含まれるヌクレオチドとその略号

塩基（略号）		ヌクレオシド	ヌクレオチド	略号
プリン塩基	アデニン（A）	（デオキシ）アデノシン	（デオキシ）アデノシン　一リン酸 二リン酸 三リン酸	（d）AMP （d）ADP （d）ATP
	グアニン（G）	（デオキシ）グアノシン	（デオキシ）グアノシン　一リン酸 二リン酸 三リン酸	（d）GMP （d）GDP （d）GTP
ピリミジン塩基	ウラシル（U）	ウリジン*	ウリジン　一リン酸 二リン酸 三リン酸	UMP UDP UTP
	シトシン（C）	（デオキシ）シチジン	（デオキシ）シチジン　一リン酸 二リン酸 三リン酸	（d）CMP （d）CDP （d）CTP
	チミン（T）	デオキシチミジン**	デオキシチミジン　一リン酸 二リン酸 三リン酸	（d）TMP （d）TDP （d）TTP

＊　ウリジンはリボ核酸のみに含まれる。
＊＊　チミジンはデオキシリボ核酸にのみ含まれる。

の2種類あり，DNAとRNAに含まれる。一方，ピリミジン塩基にはシトシン（C），チミン（T），ウラシル（U）があり，DNAにはシトシンとチミンが，RNAにはシトシンとウラシルが含まれる。

2）五炭糖

核酸を構成する五炭糖は，DNAでは2-デオキシリボース，RNAではリボースである。2-デオキシリボースでは五炭糖環の2の位置が水素，リボースではヒドロキシル基（－OH）になっている（図9-3）。

3）ヌクレオシド，ヌクレオチド

塩基と五炭糖が結合したものをヌクレオシドという。ヌクレオシドにリン酸基が加わって，塩基－糖－リン酸の構造をした物質をヌクレオチドと呼ぶ（図9-4）。

糖がデオキシリボースであるDNAの場合には

＊1　プリン環とピリミジン環

プリン環は，グルタミン，グリシン，二酸化炭素（CO_2），蟻酸を前駆体として合成されて完了する。一方，ピリミジン環は，カルバモイルリン酸とアスパラギン酸を前駆体として合成される。

図9-5 ヌクレオシド，ヌクレオチドの構造

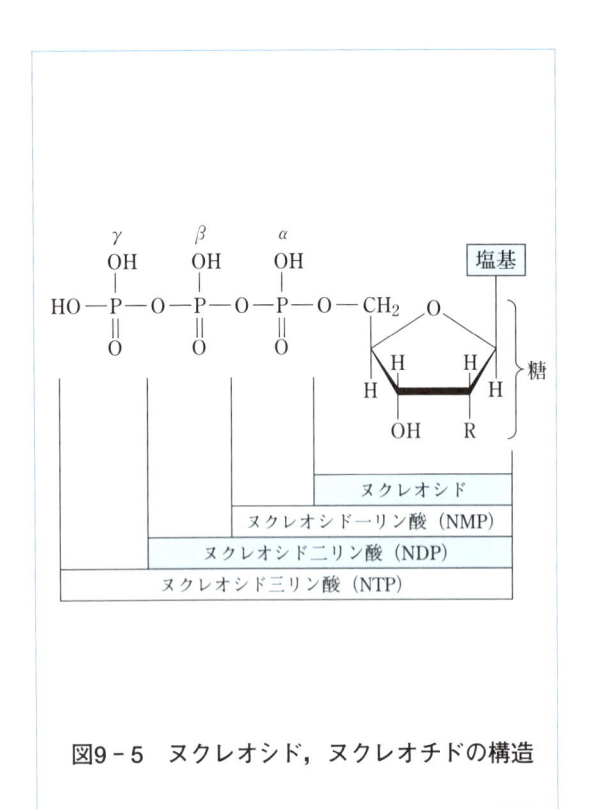

デオキシリボヌクレオチド，糖がリボースであるRNAではリボヌクレオチドという。ヌクレオシドとヌクレオチドには，塩基の種類別に名称がつけられている（表9-1）。

生体内には，ヌクレオシドにリン酸基が1，2，3個結合したものがある（図9-5）。それぞれヌクレオシド一リン酸（NMP），ヌクレオシド二リン酸（NDP），ヌクレオシド三リン酸（NTP）と呼ばれる。これら3段階のリン酸基を含むヌクレオチドは相互に移行し，さまざまな細胞活動のエネルギー源として使われる。

たとえば，塩基のアデニンに五炭糖のリボースが結合すれば，ヌクレオシドとしてアデノシンができる。これにリン酸基が結合してできるヌクレオチドには，アデノシン一リン酸（AMP，アデニル酸），アデノシン二リン酸（ADP），アデノシン三リン酸（ATP）がある。アデニンにデオキシリボースが結合した場合には，ヌクレオシドとしてデオキシアデノシンができ，ヌクレオチドには，デオキシアデノシン一リン酸（dAMP），デオキシアデノシン二リン酸（dADP），デオキシアデノシン三リン酸（dATP）となる。

ヌクレオチドは核酸の構成成分になるばかりでなく，高エネルギー化合物，代謝中間体，補酵素，代謝調節因子などとしても重要な働きを示す。とくに，ATPは高エネルギーリン酸化合物として重要で，筋肉の収縮，タンパク質の合成，細胞内外への物質の能動輸送などを行う主要なエネルギー源になっている（図4-2）。

4）核酸の鎖状構造

2分子のヌクレオチドは，リン酸基と糖の水酸基との間で脱水縮合（エステル結合）し，ジヌクレオチドができる。そして，ヌクレオチドは次々に鎖状に連結し，高分子のポリヌクレオチド，すなわち核酸ができる（図9-6）。

2. プリン・ピリミジンヌクレオチドの代謝

1）核酸の消化，吸収

核酸はヒストンなどのタンパク質と複合体をつくり，核タンパク質[*2]となっている。

動植物食品に含まれる核タンパク質は，摂取された後，胃液によってタンパク質部分が変性消化され，核酸部分は膵液中の核酸水解酵素（ヌクレアーゼ，ポリヌクレアーゼ）によってモノヌクレオチドに加水分解される。ヌクレオチドはさらに腸液中のホスホモノエステラーゼによってリン酸基が切り離され，ヌクレオシドとなって小腸粘膜から吸収される。

2）プリンヌクレオチドの合成

プリンヌクレオチドは，3つの経路によって供

図9-6 ポリヌクレオチド鎖

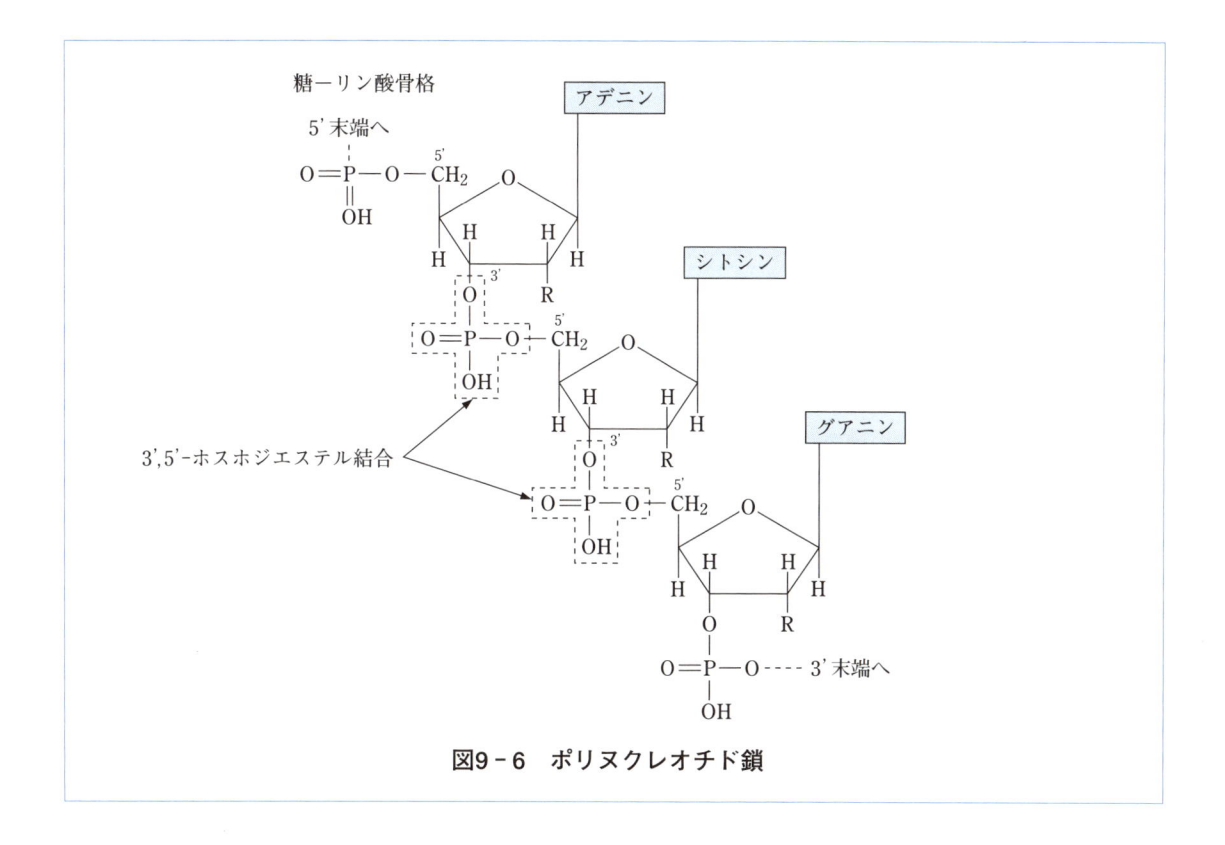

給される。

第1は，一度分解されたプリン体を再利用するサルベージ経路で，もっとも主要な経路である。

第2は，消化吸収されたヌクレオシドをキナーゼによってATPを使いリン酸化する経路である。

第3は，新しくリボース-5-リン酸から合成するもので，デノボ合成と呼ばれる。デノボ合成では，リボース-5-リン酸から合成されるイノシン酸（IMP）から，グアニル酸（GMP）とアデノシン一リン酸（AMP）が合成される。

3）ピリミジンヌクレオチドの合成

ピリミジンヌクレオチドは，ウリジル酸（UMP）から合成される。ウリジル酸からウリジン二リン酸（UDP）を経て，シチジル酸（CMP）とチミジル酸（dTMP）が合成される。

なお，ウリジン二リン酸からチミジル酸を合成する際には，ビタミンB群に属する葉酸が補酵素

---

* 2 　核タンパク質

核酸とタンパク質の複合体を総称したものを核タンパク質という。DNAとの複合体をデオキシリボ核タンパク質（DNP），RNAとの複合体をリボ核タンパク質（RNP）という。DNPは，ヒストンなど塩基性タンパク質と非ヒストンの酸性タンパク質からなる。これらのタンパク質はDNAの構造を安定化し，さらにDNAからRNAへの転写調節にも関与する。

として必要である。葉酸が欠乏するとピリミジン代謝に障害が出て，巨赤芽球性貧血になる。

3. 遺伝子，核酸

1) 染色体（クロモソーム）

遺伝物質としてのDNAは，細胞の核に存在する。DNAはヒストンなどと結合し，染色質（クロマチン）と呼ばれる網目状の構造をつくっている。

細胞が分裂するときにはクロマチンが集まって糸状の構造となり，染色体として顕微鏡で観察できるようになる。染色体は，22対の常染色体と，2個の性染色体（男性ではXY，女性ではXX）からなっている。

2) 遺伝子

生物は寿命がつきる前に，その形質を次世代に伝える。その結果，親に似た子孫がつくられていく。これが"遺伝"という現象である。

遺伝では，自身を分割して次世代へ伝えるのではなく，子孫のからだをつくるのに必要な情報をもった遺伝物質を伝える。遺伝情報を伝える基本単位といえるのが"遺伝子"である。

遺伝子は染色体に存在する。遺伝子の本体はDNAであり，DNAを構成している特定の塩基配列が遺伝情報を担っている。それぞれの遺伝子は染色体の上で一定の位置を占めており，遺伝子座という。DNAはいわば細胞をつくる設計図といえる。

3) DNA

DNAは，塩基，デオキシリボース，リン酸から構成されるヌクレオチドが長く連なったポリヌクレオチドである。

ヌクレオチドを構成する塩基のピリミジンとプリンは，構造的にH原子とO原子あるいはN原

図9-7 塩基対

子との間で水素結合しやすい性質がある。すなわち，アデニン（A）とチミン（T）（またはウラシル；U）の間では2個の水素結合が，グアニン（G）とシトシン（C）との間では3個の水素結合ができる。

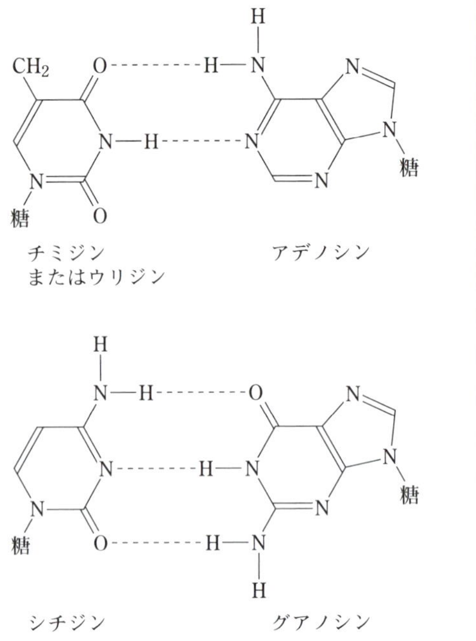

この結果，ヌクレオシドのアデノシンとチミジン（ウリジン），シチジンとグアノシンが結合する（図9-7）。

水素結合で結ばれる塩基どうしの組み合わせを塩基対と呼ぶ。アデニンとチミン，グアニンとシトシンというように，決められた塩基対で特異的に水素結合する現象を相補的結合という。相補性は，DNAを構成するうえで重要である。

すなわち，DNAは2本の長いポリヌクレオチド鎖が塩基の相補的結合によって互いに結びつけられ，二重のらせん構造になっている[*3]（図9-8）。

塩基は3個が1組となり，それぞれに対応した特定のアミノ酸をつくる指令を出す。この指令に

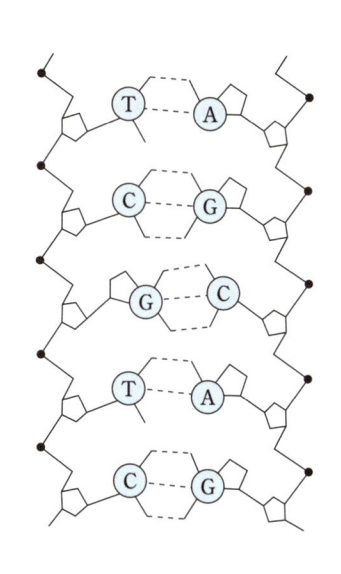

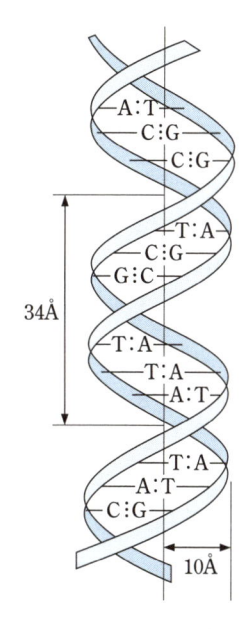

図9-8 DNAの構造
a．2本鎖のDNA
b．Watson-Crickの二重らせんモデル

従ってアミノ酸が次々と合成され，結合してポリペプチドさらにタンパク質を合成する．個々の塩基を文字になぞらえば，3つの文字がつながって言葉になる．DNAにある遺伝子とは，こうした言葉をつなぎ合わせた暗号文というわけである．

生物に固有な構造および機能は，構成するタンパク質によって規定される（chapter 2 タンパク質，酵素の構造と機能 参照）．このことから，DNAにある3個の塩基の組み合わせが，遺伝情報を担う遺伝子というわけである．

4）RNA

RNAはDNAがもつ遺伝情報を伝えて，タンパク質を合成する介在役である[*4]．

RNAは塩基，リボース，リン酸からなるヌクレオチドを基本単位としてできている．RNAの塩基は，アデニン，ウラシル，グアニン，シトシンの4種類であるが，ほかにもメチル化誘導体な

＊3　DNAの二重らせん構造

DNAの二重らせんモデルは，1953年にアメリカの生物学者ワトソン（James D. Watson）とイギリスの物理学者クリック（Francis H.C. Crick）の共同研究によって発表された．この歴史的な大発見が認められ，「核酸の分子構造および生体における情報伝達に対するその意義の発見」に対して，ワトソン，クリック，およびウィルキンス（Maurice H.F. Wilkins）らは，1962年にノーベル生理学・医学賞を受賞した．

＊4　レトロウイルス

高等生物では，DNAからRNAへと遺伝情報が一方向性に伝えられる．これに対して，RNAしかもたないRNAウイルスには，RNAからDNAへと変換する逆転写酵素というものをもち，RNAからDNAへと変換することができる．通常の伝達形式と異なるため，逆転写酵素をもつウイルスをレトロウイルスともいう．レトロとは"リバイバル"の意味がある．

どの塩基成分を微量ながら含んでいる。

RNAはDNAを鋳型として合成され，原則として1本鎖の構造をしている。ただし1本鎖のRNAの分子内では塩基どうしが水素結合によって軽く結合し，二重らせん構造になっている部分もある。

RNAには，次のようなものがある。

(1) メッセンジャーRNA（mRNA）

mRNAは，設計図であるDNAのもつ遺伝情報を受け取り，タンパク質合成の場に伝える，いわば青写真としての役割を果たすRNAである。

mRNAはDNAを鋳型としてつくられる。この現象を"転写"という。転写される際，アデニンに対してはウラシル，シトシンに対してはグアニンというように，決められた塩基対で合成が進む。このため，mRNAは鋳型となったDNA鎖と対になっていたDNAと同じ塩基配列をしていることになり（ただしRNAのウラシルはDNAではチミンである），そのDNA鎖をコード鎖またはセンス鎖という。これに対し，mRNAをつくる鋳型となったDNA鎖を，鋳型鎖もしくはアンチセンス鎖という。

DNAの塩基配列にもとづいて転写されてできるmRNAにおいて，3つずつの塩基配列が1つの遺伝情報となる。これを，遺伝暗号またはコドンと呼ぶ。コドンは64通り存在し，それぞれが1つのアミノ酸に対応する[*5]（表9-2）。

(2) 転移RNA（tRNA）

tRNAは，各種のアミノ酸をリボソームに運ぶ短いRNAである。

タンパク質の材料となるアミノ酸はtRNAに結合する。アミノ酸を結合したtRNAは，リボソームにおいて鋳型mRNAの適合する位置へ接着する。それぞれのtRNAはただ1個のアミノ酸しか認識せず，特定のアミノ酸と共有結合する性質がある。

tRNAはクローバーの葉のような二次構造をしており，クローバーの葉型構造の中央にあるヘア

表9-2　遺伝暗号表

第2塩基		U		C		A		G	
第1塩基	U	UUU UUC	Phe (F)	UCU UCC UCA UCG	Ser (S)	UAU UAC	Tyr (Y)	UGU UGC	Cys (C)
		UUA UUG	Leu (L)			UAA UAG	終止コドン	UGA	終止コドン
								UGG	Trp (W)
	C	CUU CUC CUA CUG	Leu (L)	CCU CCC CCA CCG	Pro (P)	CAU CAC	His (H)	CGU CGC CGA CGG	Arg (R)
						CAA CAG	Gln (Q)		
	A	AUU AUC AUA	Ile (I)	ACU ACC ACA ACG	Thr (T)	AAU AAC	Asn (N)	AGU AGC	Ser (S)
						AAA AAG	Lys (K)	AGA AGG	Arg (R)
		AUG	Met (M)						
	G	GUU GUC GUA GUG	Val (V)	GCU GCC GCA GCG	Ala (A)	GAU GAC	Asp (D)	GGU GGC GGA GGG	Gly (G)
						GAA GAG	Glu (E)		

ピン部分が張り出したところがmRNA上の各アミノ酸のコドンに対応する（図9-9）。この部分をアンチコドンと呼ぶ。アンチコドンに対応したアミノ酸がtRNAに結合したものをアミノアシルtRNAと呼ぶ。

アンチコドンはmRNAの塩基配列と相補的に結合するので，mRNA上の情報をアミノ酸に読みかえる働きがあるといえる。これを"翻訳"という。

(3) リボソームRNA（rRNA）

アミノ酸からタンパク質への合成は，細胞質にあるリボソームで行われる。リボソームは2つのサブユニットからできている（図9-10）。それぞれのサブユニットはrRNAと呼ばれる長いRNA分子と，多数のタンパク質からできている。

リボソームは，mRNAのコドンとtRNAのアンチコドンとがうまく識別できるような場を提供している。すなわち，リボソームはmRNAに沿っ

*5 塩基配列と遺伝子疾患

種々の遺伝性疾患では，DNAの塩基に変化が起きて発症する。遺伝暗号表で示されるように，3つずつの塩基配列のうち1個でも塩基が変わると別のアミノ酸を合成してしまい，その結果予測されるタンパク質がつくられずに病気になることがある。一方，同じアミノ酸を合成する遺伝暗号には複数あり，このため，塩基がたとえ変化していても結果的には異常の出ないこともある。

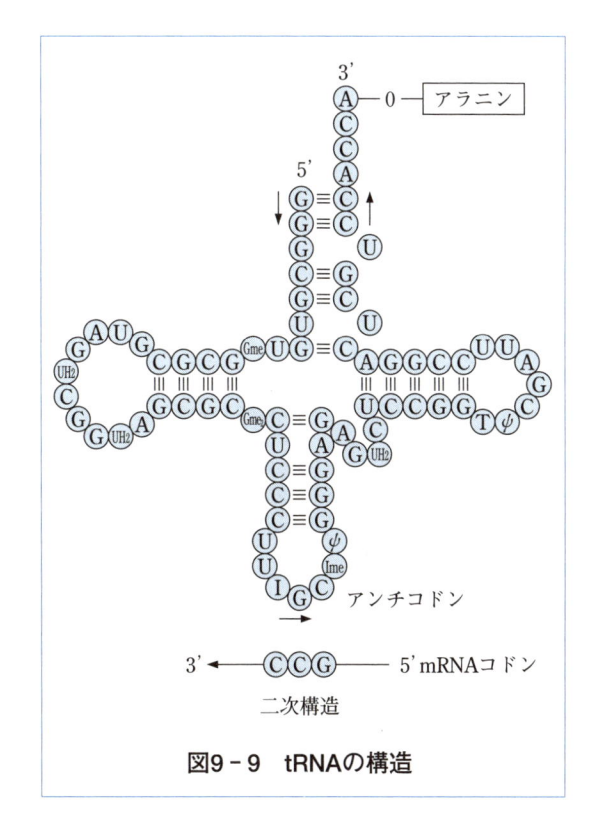

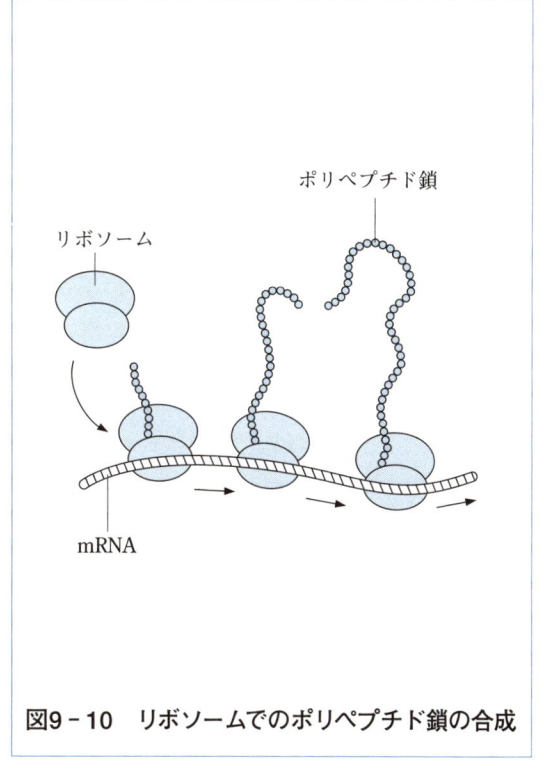

図9-9　tRNAの構造

図9-10　リボソームでのポリペプチド鎖の合成

て移動しながら遺伝情報を読み取り，その遺伝情報に従ってしかるべきアミノアシルtRNAが結合していく。そして，アミノ酸を次々にポリペプチド鎖の末端につなぎ，タンパク質を合成する。

4. タンパク質生合成

親から子への遺伝情報伝達，あるいは細胞分裂の際の母細胞から娘細胞への遺伝情報の伝達は，DNAの自己複製というかたちで行われる。

すでに述べたように，DNAは2本のポリヌクレオチド鎖が相補的に水素結合した構造をしている。自己複製するときには，2本鎖の水素結合が切れ，一方のDNA鎖のアデニンにはチミンが，グアニンにはシトシンが結合し，これらが順次重合していき，新しいポリヌクレオチド鎖を複製していく。もう一方のDNA鎖でも同じようにして複製が進む。

その結果，新しくできあがる2組のDNAは，もとのDNAとまったく同じ塩基配列をもつことになる。これをDNAの自己複製という（図9‐11）。

一方，DNAの遺伝情報が発現してタンパク質を合成する際には，DNAの支配下でDNA以外の物質を合成していくかたちをとる（図9‐12）。まず，DNAの塩基配列がリボ核酸ポリメラーゼという酵素で，mRNAに転写される。mRNAは細胞核の核膜孔から細胞質へ運ばれ，tRNAとrRNAの協力のもとでアミノ酸に翻訳される。

翻訳されてできたアミノ酸は次々に重合し，ポリペプチドさらにタンパク質へと合成が進められる（図9‐13）。

このようにして合成された，血漿タンパク質，酵素，免疫グロブリンなどの各種タンパク質が細胞内外でそれぞれの機能を発揮することにより，DNA遺伝子のもつ遺伝情報が正しく発現するこ

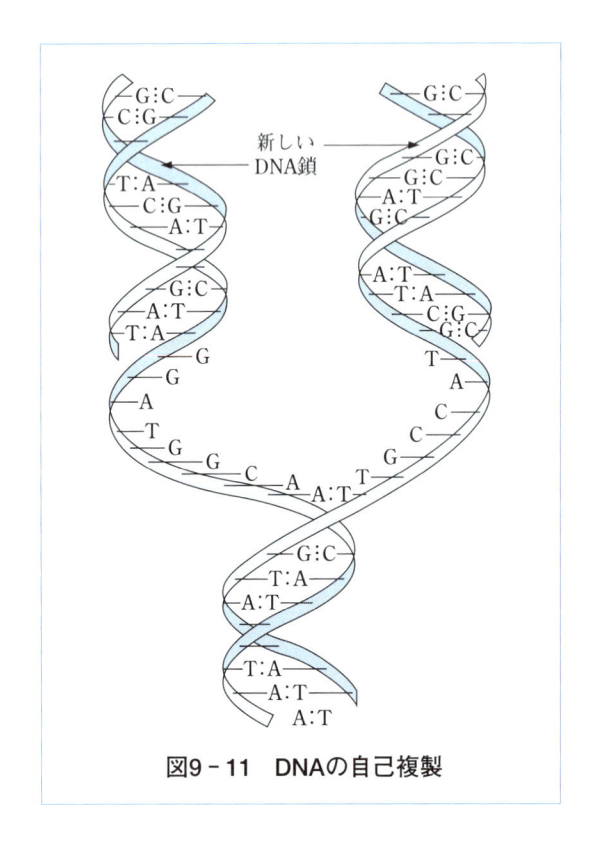

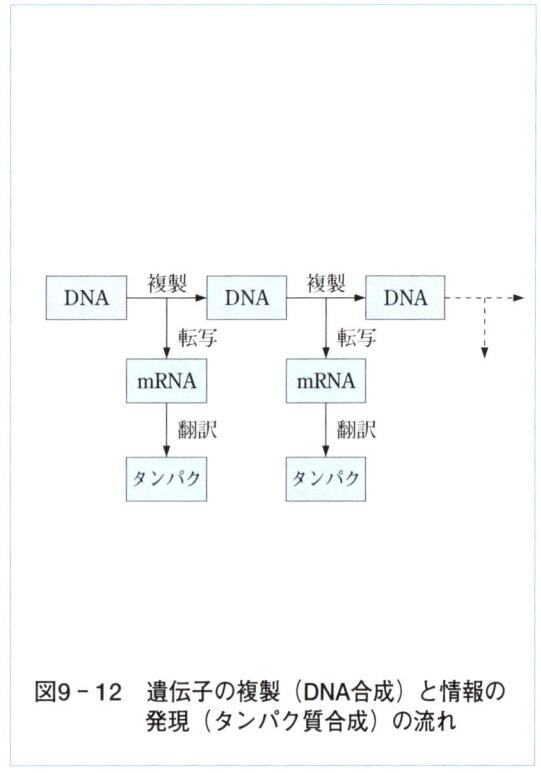

図9‐11　DNAの自己複製

図9‐12　遺伝子の複製（DNA合成）と情報の発現（タンパク質合成）の流れ

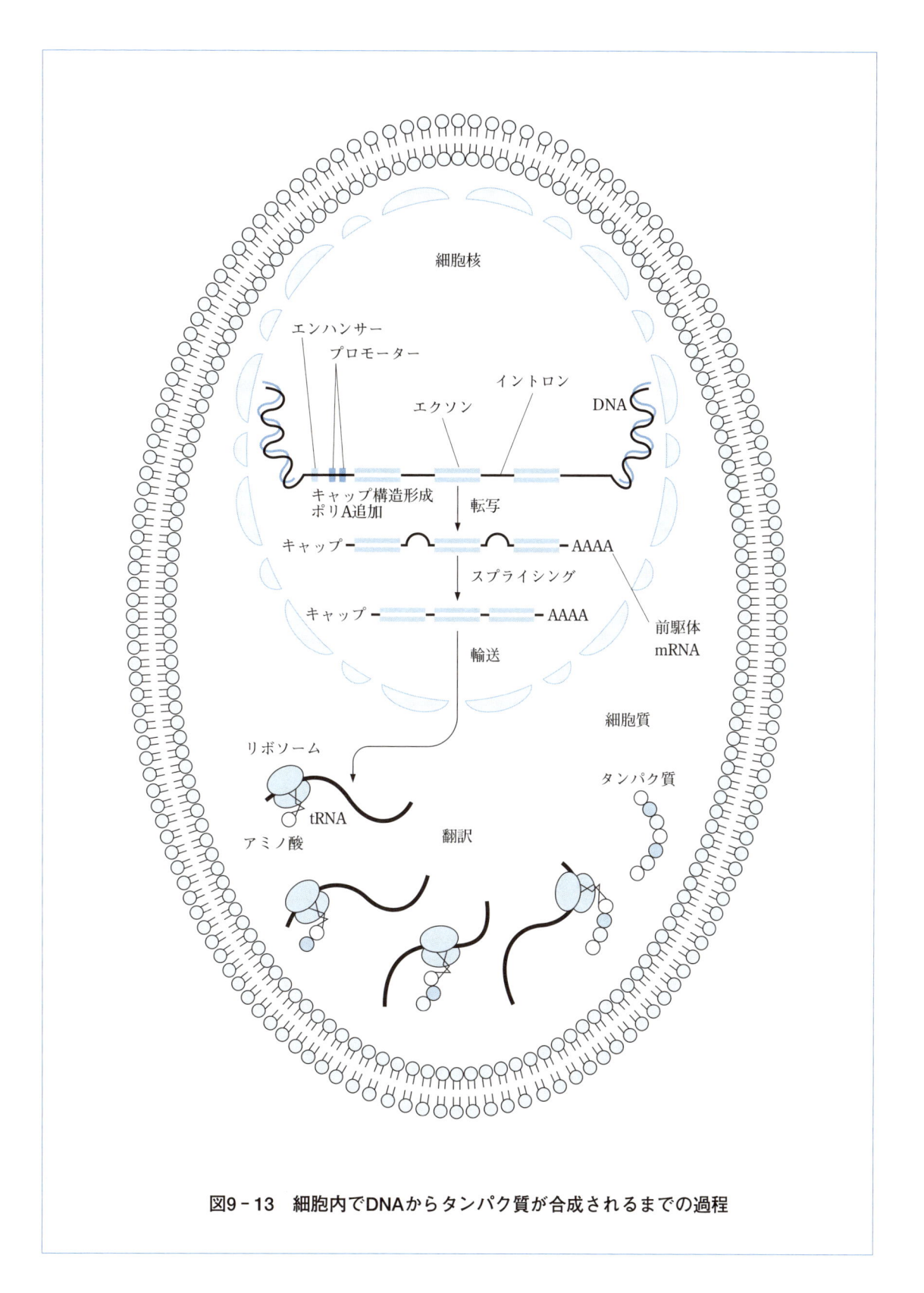

図9-13　細胞内でDNAからタンパク質が合成されるまでの過程

とになる。

5. 遺伝子発現の調節

　DNAを構成するすべてのヌクレオチドが遺伝情報を担っているわけではなく、遺伝子はDNA上にとびとびの状態で存在している。DNAのうち、タンパク質のアミノ酸配列をコードしている部分を構造遺伝子と呼ぶ。構造遺伝子の発現は、その上流にある作動遺伝子、さらにその上流にある調節遺伝子によって制御されている。

　また、DNAの遺伝情報をRNAに伝えるには、RNAポリメラーゼがDNAに結合することが必要である。RNAポリメラーゼは作動遺伝子の直前にあるプロモーター領域と呼ばれる部分に結合して転写が開始されるが、転写を制御する構造もある。すなわち、プロモーター領域の上流にあるエンハンサーと呼ばれる配列は転写を促進し、サイレンサーという配列は抑制する。

　このように、遺伝子情報は、活性化されたり抑制されたりしながら発現する。このため、体内のすべての細胞は同じ遺伝子をもつが、それぞれの組織や器官によって特有な遺伝子が発現し、それぞれの機能を発揮することになる。遺伝子情報の発現には、ホルモンなど種々の因子も関係する。

6. 遺伝子操作

　遺伝子操作（遺伝子組み換え操作、組み換えDNA操作）は、目的とする遺伝情報部分のDNA断片を異種生物の遺伝子から取り出し、それを細胞内に挿入して細胞を増殖させ、遺伝子の発現によって目的とする遺伝子の産物をつくり出す技術である。

　遺伝子操作では、まず目的とする遺伝子DNAを制限酵素で切り出す。それをプラスミドやウイルスなどベクターのDNAにつなぎ、作成したキメラDNAを大腸菌などに挿入する。キメラDNAをもち込まれた大腸菌は、もち込まれた異種生物の遺伝子を発現し、目的とするタンパク質を産生する。

　このような遺伝子操作で、インスリン、成長ホルモン、インターフェロンなどの医薬品を人工的に大量につくったり、植物の品種改良を行うことなどができる。さらに遺伝子操作は、先天的に酵素が欠損している代謝異常症の治療などにも応用が期待されている。

◆ 演習問題

問題1. DNAにはない塩基はどれか。
- (a) アデニン
- (b) ウラシル
- (c) グアニン
- (d) シトシン
- (e) チミン

問題2. ヒトの染色体構成で正しいのはどれか。
- (a) 常染色体22対, 性染色体2個
- (b) 常染色体23対, 性染色体2個
- (c) 常染色体22対, 性染色体4個
- (d) 常染色体23対, 性染色体4個
- (e) 常染色体24対, 性染色体4個

問題3. 相補的結合による塩基対で正しいのはどれか。
- (a) アデニン ─ グアニン
- (b) アデニン ─ シトシン
- (c) アデニン ─ チミン
- (d) チミン ─ グアニン
- (e) チミン ─ シトシン

問題4. DNAの情報にもとづいてmRNAがつくられる現象を何というか。
- (a) 転写
- (b) 伝達
- (c) 発現
- (d) 複製
- (e) 翻訳

問題5. アミノ酸を結合してリボソームに運ぶRNAはどれか。
- (a) mRNA
- (b) rRNA
- (c) snRNA
- (d) tRNA
- (e) アンチセンスRNA

◎解 答

問題1. (b) ▶ p.99参照
問題2. (a) ▶ p.102参照
問題3. (c) ▶ p.102参照
問題4. (a) ▶ p.104参照
問題5. (d) ▶ p.104参照

chapter 10 栄養と代謝

〈学習のポイント〉
①生体は栄養素の代謝によって発生する化学的エネルギーを利用して生命活動を行っている。
②糖質はグルコースが解糖系さらにクエン酸回路で代謝される。この際に発生するエネルギーはATPとして蓄えられ，利用される。
③脂質は脂肪酸とグリセロールに分解されて吸収され，肝臓や脂肪組織に蓄えられ，酸化されてエネルギー源となる。
④タンパク質はアミノ酸に分解されて吸収され，肝臓でタンパク質に合成されたり，糖や脂質の代謝経路に入る。
⑤食物として摂取した栄養素は消化酵素によって分解され，小腸から吸収される。
⑥糖質，脂質，タンパク質はそれぞれ1gあたり約4.1，9.3，4.2kcalのエネルギーを発生する。
⑦ビタミン，無機質は生体の機能を維持するのに重要である。

食事によって得られるエネルギーを利用して，われわれは生命活動を行っている。

食物中の糖質，タンパク質，脂質など高分子の化学物質は，化学反応によって低分子の化学物質に分解される際，エネルギーを放出する。生じたエネルギーは，一度ATPなど高エネルギーリン酸化合物に変えられ，必要に応じてエネルギー源として利用される。

生体が外部から物質を摂取して生命活動を営むことを栄養という。外部から取り入れ，利用する物質を栄養素という。生体内で栄養素が受けるすべての化学変化とエネルギー変換を代謝という。

栄養素を，最終的に水，二酸化炭素，窒素化合物にまで酸化分解してエネルギーを得る過程を，"異化"という。一方，余分なエネルギーを高エネルギーリン酸化合物の形としてとらえる過程を"同化"という。余分なエネルギーを，簡単な分子の糖質，タンパク質，脂肪などとして生体内に貯蔵する作用も同化である。栄養素が同化または異化されていく過程を化学的変化としてとらえる場合，これを中間代謝という。代謝過程をエネルギー出納の面からみる場合には，エネルギー代謝という。

1. タンパク質，酵素，糖質，脂質，核酸の構造と機能

生体の構成成分や，代謝活動などに利用する化学成分は，サイズから2つに大別できる。

第1は低分子で，糖，脂肪酸，アミノ酸，ヌクレオチドの4種である。これらは代謝系の基質と産物であり，細胞が生存するのに必要なエネルギーを供給する。

第2は高分子で，多糖，脂質，タンパク質，核酸の4種類がある。細胞の構成成分となるほか，生体において特異的な諸反応を行う。細胞の形や機能は，細胞に含まれるタンパク質の働きによって規定される。そのタンパク質をつくるのが核酸である。したがって，タンパク質と核酸が遺伝情報を伝達し発現する役割を司っている。

2. 生体エネルギー学，中間代謝の概要，糖質・脂質・タンパク質の代謝

1) 生体エネルギー論

われわれは，栄養素の中にある化学的エネルギ

ーを利用して生命活動を行っている。

体内に入ってきた化学的エネルギーは，筋収縮，原形質流動，膜能動輸送，線毛運動などの運動エネルギー，神経活動，イオン能動輸送などの電気的エネルギー，体温維持などの熱エネルギー，体内物質合成のための化学的エネルギーなど，多様なエネルギーに変換される（図4-3）。これらのエネルギーのほとんどすべてはATPの加水分解によって得られる。ATPはアデノシンに3個のリン酸が結合した高エネルギーリン酸化合物で，リン酸基の結合がはずれてADPさらにAMPになる際に大きなエネルギーを放出する。

ATPから加水分解によって生じるADPは，ATP合成酵素によってリン酸化され，電子伝達系のエネルギーを利用して再びATPに合成される。AMPはアデニレートキナーゼの反応によってADPになり，再びATPに合成される。

2）中間代謝

栄養素の中間代謝は，食物を消化吸収する吸収期と，腸管が空になっている空腹期とに分けて考えることができる。

食事の摂取後3時間ほどの吸収期には，食物から吸収したグルコースが主なエネルギー源として利用される（図10-1）。吸収したアミノ酸やトリグリセリドは，一部がエネルギー源として使われ，ほかには体タンパク質の合成や脂肪の再生に使われる。残ったトリグリセリドやグルコースは，脂質に変換して貯蔵される。

空腹期には，肝臓に貯蔵されたグリコーゲンがグルコースに分解され，また筋肉や脂肪組織のタンパク質，グリコーゲン，トリグリセリドからグルコースが新生（糖新生）され，中枢神経系のエネルギー源となる。ほかの器官ではグルコースを酸化して利用することを停止し，貯蔵脂肪の酸化によって生じるエネルギーを利用する。脂肪組織でト

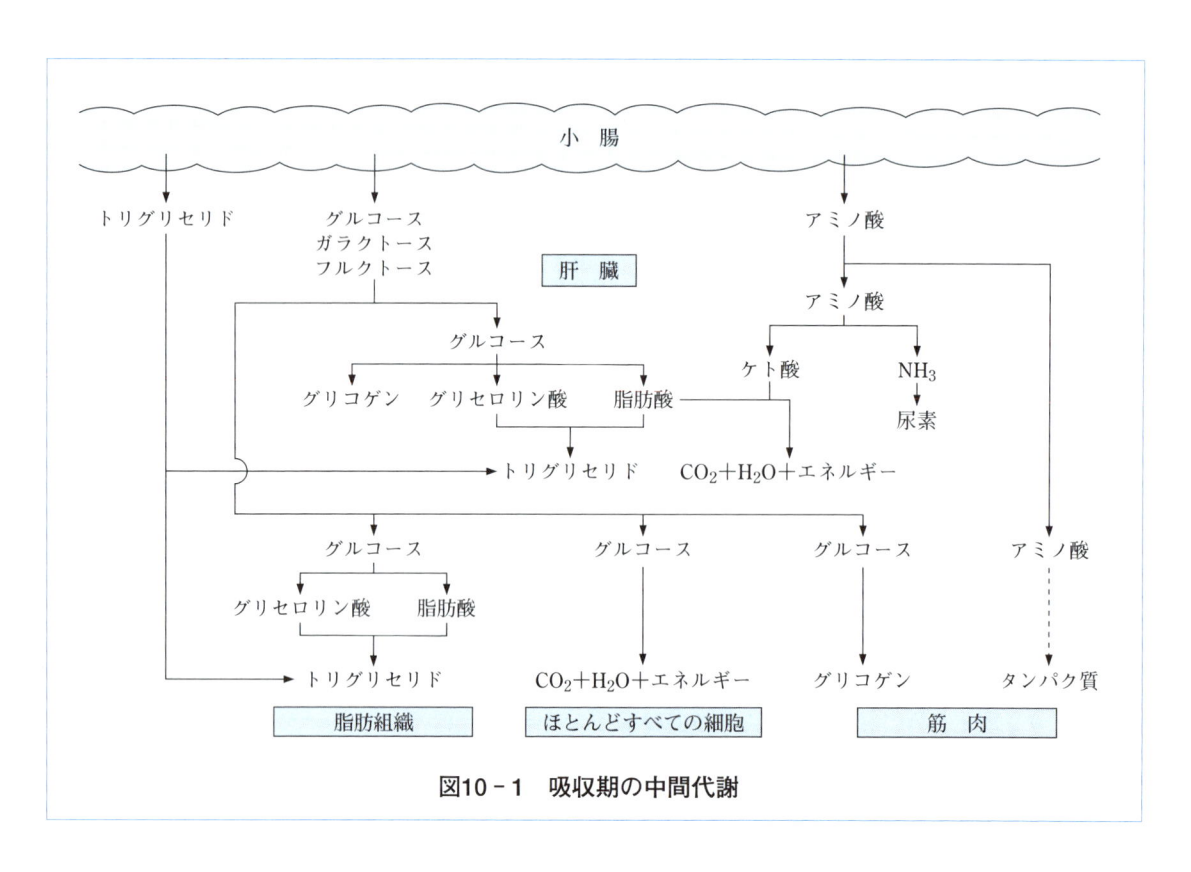

図10-1 吸収期の中間代謝

リグリセリドの異化によって脂肪酸が血中へ遊離され，脂肪酸は神経系以外の細胞に取り込まれる。脂肪酸はβ酸化によって酸化されてエネルギーを発生するとともにアセチルCoAとなり，クエン酸回路に入ってエネルギーを産生する。

長期間にわたって絶食が続くと血中にケトン体が遊離し，筋肉，腎臓，脳など多くの器官でクエン酸回路に入って酸化されてエネルギー源として利用される。この場合，体液は酸性になり，ケトアシードシス[*1]の状態になる。

*1　ケトアシドーシス
血液中にケトン体（アセト酢酸，3-ヒドロキシ酪酸，アセトン）が増えると，代謝性アシドーシスになる。糖尿病，長期間の飢餓，糖質の摂取不足などが原因となり，主に脂肪酸のβ酸化の亢進によって起こる。

3）糖質，脂質，タンパク質の代謝
（1）糖質の中間代謝

消化管から吸収されたグルコースは門脈を経て肝臓に集められ，肝細胞に入る。ほかの単糖類も肝細胞に入ってグルコースに変換される。肝細胞でグルコースは酸化されてグルコース-6-リン酸（G-6-P）となり，大部分はグリコーゲンに合成され貯蔵される。グルコースの一部は筋肉でグリコーゲンに合成されて貯蔵され，さらに肝臓，脂肪組織で脂肪に変換されて貯蔵される（図6-4）。

グルコースは，多くの細胞で解糖系によって無酸素の条件で分解される。さらに十分な酸素があるとクエン酸回路で酸化されてエネルギーを発生し（図5-2，6-5），水と二酸化炭素を発生する。このとき生じるエネルギーは主としてATPに与えられ，あらゆる生命活動に利用される。

（2）脂質の中間代謝

脂肪酸とグリセロールに分解されて吸収された脂質は小腸の粘膜細胞内で再びトリグリセリドに合成され，リポタンパク質に被われたカイロミクロンになってリンパ管を経て血中に入る（図7-2，6）。ほとんどが肝臓か脂肪組織に貯蔵されるが，一部は多くの組織で酸化分解されてエネルギー源になる。空腹期には脂肪組織から脂肪酸が遊離され，主要なエネルギー源となる（図5-3）。脂肪酸も酸化されると水と二酸化炭素ができる。

表10-1 主な消化酵素

消化液	酵素	至適条件	基質	主な生成物
唾液	α-アミラーゼ	pH6.6〜6.8	デンプン（アミロース，アミロペクチン）	デキストリン マルトース
胃液	ペプシン	pH1〜3	タンパク質	ペプトン
膵液	α-アミラーゼ	pH7	デンプン（アミロース，アミロペクチン）	マルトース イソマルトース
	トリプシン	pH8〜9	タンパク質 ペプトン	オリゴペプチド
	キモトリプシン	pH8〜9	タンパク質 ペプトン	オリゴペプチド
	カルボキシペプチダーゼ	pH7〜9	ペプチドC末端	ポリペプチド
	リパーゼ	pH8	トリグリセリド	脂肪酸 モノグリセリド グリセロール

(3) タンパク質の中間代謝

　タンパク質はアミノ酸に分解されて吸収され，門脈を経て肝臓に入る。肝臓で再びタンパク質に合成されたり，あるいは肝臓を通過して各組織細胞に運ばれ，それぞれに特有なタンパク質に合成される（図8-2）。

　タンパク質合成に利用されなかったアミノ酸は主に肝臓で糖や脂質の代謝経路に入り，それらの栄養素に変換されたり，酸化分解されてエネルギーを発生する（図8-4）。その結果，水と二酸化炭素，窒素化合物ができる。

3. 消化・吸収，エネルギー代謝，糖質・脂質・タンパク質・ビタミン・ミネラルの栄養

1）消化，吸収

　食物に含まれる栄養素は，消化酵素の働きを受けて分解され，小腸粘膜から吸収される（図6-1，7-1，8-1）。

　消化酵素は唾液，胃液，膵液の中に分泌されて，消化管の管腔内での消化作用を行う（表10-1）。ただし，マルターゼやスクラーゼなど，腸上皮細胞が分泌する消化酵素は腸液内には分泌されず，小腸刷子縁[*2]や細胞内に存在して，そこで作用する（図6-1，表10-2）。

　胃液中の胃酸，胆汁酸塩，腸液は消化酵素の作用を補助する。

　唾液はpH約7.0の弱酸性で，唾液アミラーゼ（プチアリン）を含む。1日におよそ1.0〜1.5L分

表10-2 小腸刷子縁に局在する膜消化酵素

酵素	
	1. 糖質 　マルターゼ 　スクラーゼ 　β-グリコシダーゼ（ラクターゼ） 2. タンパク質・アミノ酸 　ジペプチダーゼ（一部） 　トリペプチダーゼ 　アミノペプチダーゼ 　エンテロキナーゼ 　ヌクレアーゼ 3. 脂質 　コレステロール・エステル水解酵素 　ホスホリパーゼA 4. アルカリホスファターゼ

*2 小腸刷子縁
小腸上皮細胞において光学顕微鏡で上皮細胞の内腔面に帯状に見える，刷毛のような部分をいう。微絨毛が密集し，細胞表面積を大きくして，物質の吸収に適した構造となっている。

泌される。

　胃液はpH約1.0の酸性で，ペプシンを含む。1日に1.0〜2.5L分泌される。

　膵液はpH約8.5のアルカリ性で，アミラーゼ，トリプシン，キモトリプシン，リパーゼ，ヌクレアーゼなどの消化酵素が含まれ，消化に重要な働きを示す。1日に0.6〜1.5L分泌される。

　腸液はpH約8.3のアルカリ性で，マルターゼ，スクラーゼ，アミノペプチダーゼ，リパーゼ，ヌクレアーゼなど多くの酵素を含む。1日に2.0〜3.2L分泌される。

　胆汁は黄褐色で，pH約8.3のアルカリ性である。1日に0.5〜0.8L分泌され，脂肪の消化を助ける。

　大腸液には消化作用はほとんどなく，糞塊の形成を助けたり，糞塊による粘膜の損傷を防いでいる。

　消化によって低分子になった栄養素，ビタミン，塩類，水分は腸粘膜から吸収され，リンパ液や血中に入る（図6-2, 3）。

2）エネルギー代謝

（1）栄養素のエネルギー産生

食物に含まれる3大栄養素である糖質，脂質，タンパク質のエネルギー発生は，生体内でそれぞれ1gあたり約4.1，9.3，4.2kcalのエネルギーを発生する。この係数を摂取した栄養素の量にかけ合わせれば，エネルギー産生量（E）が推測できる。

$$E = 4.1 \times 糖質(g) + 9.3 \times 脂質(g) + 4.2 \times タンパク質(g)$$

（2）各種のエネルギー代謝

生体内で産生し放出されるエネルギーは，仕事のエネルギー，熱のエネルギー，貯蔵エネルギーの3つがある。これらエネルギーは，次の4種として代謝される。

① 基礎代謝

目が覚めている状態で，生命を維持するのに必要な最小限の代謝をいう。外部になす仕事がなく，熱平衡が保たれているときのエネルギー放出量で，完全な精神的・肉体的安静状態にあるときの代謝量である。日本人の基礎代謝量は，成人男子で約1,500kcal/日，成人女子で約1,200kcal/日である。

② 睡眠代謝

眠っているときのエネルギー代謝量で，基礎代謝のほぼ90％である。

③ 労作時の代謝

外部に対して仕事をしているときの代謝で，骨格筋の運動とともに心肺そのほかの活動が亢進し，機械的エネルギー，電気的エネルギーなどが発生する。身体活動によって座位安静時よりも増えた代謝量が基礎代謝量の何倍に相当するかをエネルギー代謝率という。

④ 特異動的代謝

食事をとったとき，栄養素の吸収に要するエネルギーである。特異動的代謝は全エネルギー所要量のおよそ10％である。

⑤ 推定エネルギー必要量

推定エネルギー必要量は，成人の場合，［エネルギー摂取量］－［エネルギー消費量］が0（ゼロ）になる確率がもっとも高いと推定される1日あたりのエネルギー摂取量で，「基礎代謝量（kcal/日）×身体活動レベル」として算定される。

成長に伴う組織の増加が必要な小児では，推定エネルギー必要量にエネルギー蓄積量を追加する。また，妊婦では胎児と母胎の組織変化に必要なエネルギーを追加し，授乳婦では授乳に必要なエネルギーを追加する。

3）糖質，脂質，タンパク質，ビタミン，ミネラルの栄養

成人の体重の約60％は水で，水以外にはタンパク質，脂質，糖質，核酸などの有機化合物が30％程度を占め，残りは無機質（ミネラル）からできている（表1-2）。

これらの構成成分の一部は日々更新され，またエネルギーとして消費されている。これらに必要となる材料は，栄養素として食物から摂取しなければならない。

栄養素としては，エネルギー源やからだの構成成分となる糖質，脂質，タンパク質の三大栄養素に加え，エネルギー源にならなくても生体の機能を維持するのに重要なビタミンと無機質とがある。

（1）糖　質

多糖類は消化されて，単糖類のグルコース，フルクトース，ガラクトースになり，吸収される。

グルコースはエネルギー源となるほか，グリコーゲンになって肝臓や筋肉に貯蔵されたり，脂肪に変換されて脂肪組織や肝臓に蓄えられる。

ガラクトースは糖脂質の，リボースは核酸の構成成分になる。

（2）タンパク質

タンパク質はアミノ酸として吸収される。人体

を構成する主な成分で，酵素，ホルモン，免疫抗体などとして重要な機能をも営む。栄養欠乏時にはエネルギー源にもなる。

(3) 脂質

脂質はエネルギー源となったり，エネルギーの貯蔵に重要である。

リン脂質や糖脂質は，細胞膜，脳神経の構成成分となる。コレステロールはステロイドホルモンなどをつくる。

(4) ビタミン

ビタミンは酵素作用に必要な補酵素の構成成分であり，生体内では合成できないため，栄養素として微量ではあるが摂取しなければならない。

① 水溶性ビタミン

i) ビタミンB_1（サイアミン）

肝臓でピロリン酸エステルとなり，糖代謝の補酵素として働く。肉，卵黄，酵母，胚芽，緑色野菜などに多く含まれる。

欠乏すると糖の中間代謝産物であるピルビン酸が蓄積され，脚気[*3]，多発性神経炎，ウェルニッケ脳症[*4]などを起こす。

ii) ビタミンB_2（リボフラビン）

細胞内でリン酸化されてフラビンモノヌクレオチド（FMN）とフラビンアデニンジヌクレオチド（FAD）になり，酸化還元酵素の補酵素として作用する。酵母，肝，牛乳などに多く含まれる。

欠乏すると，発育停止，口唇炎，舌炎，口角炎，脂漏性皮膚炎などを起こす。

iii) ビタミンB_6

ピリドキシン，ピリドキサール，ピリドキサミンの3種が含まれる。補酵素としての作用はピリドキサールリン酸が重要で，アミノ酸代謝に関与する。米ぬか，酵母などに含まれる。

欠乏すると，皮膚炎，神経炎，痙攣，貧血などを起こす。

iv) ニコチン酸（ナイアシン）

吸収されてニコチンアミドアデニンジヌクレオ

---

*3 脚気
ビタミンB_1の欠乏により，全身倦怠感，多発性神経障害，心不全などが起きる病態である。浮腫，感覚障害，運動障害などがみられる。

*4 ウェルニッケ脳症
ビタミンB_1の欠乏により，眼筋麻痺，失調，健忘症が起こる病態である。

チド（NAD）とニコチンアミドジヌクレオチドリン酸（NADP）になり、酸化還元酵素の補酵素として電子伝達系、糖質およびタンパク質代謝、脂質合成に重要な働きをする。米ぬか、酵母、肝臓、肉などに含まれる。

欠乏すると、ペラグラ[*5]、下痢、皮膚炎などが起きる。

v）ビタミンB_{12}（コバラミン）

ヌクレオチドの還元、メチルマロニルCoA異性化反応やホモシステインのメチル化反応などに関与する。ほとんどの動物性食品に含まれ、肝臓、腎臓、卵黄などに多い。吸収には、胃液中の糖タンパク質である内因子が必要である。

欠乏すると、巨赤芽球性貧血[*6]、神経障害などが起きる。

vi）葉酸（プテロイルグルタミン酸）

還元されてテトラヒドロ葉酸（FAH_4）になり、補酵素として塩基のプリン、ピリミジンの合成に関与する。肝臓、酵母、ほうれん草などに多く含まれる。

欠乏すると巨赤芽球性貧血になる。

vii）ビタミンC（アスコルビン酸）

強い還元作用があり、体内の酸化還元反応に関与する。柑橘類、野菜などに多く含まれる。多くの動物では体内で合成できるが、ヒト、サル、モルモットでは合成できない。

欠乏すると、壊血病[*7]を起こす。

② 脂溶性ビタミン

i）ビタミンA（レチノール）

網膜杆状細胞にあるロドプシンの構成成分であるほか、ほとんどの細胞の増殖に不可欠である。肝油、バター、にんじんなどに多く含まれる。

欠乏すると夜盲症、角膜・皮膚・粘膜などの乾燥、角質化などを起こす。

過剰に摂取すると、悪心、嘔吐、嗜眠などの症状があらわれ、慢性的に過剰になると発育停止、脱毛、貧血などが起こる。

ii）ビタミンD（カルシフェロール）

小腸でのカルシウム吸収を促進し、二次的にリン酸の吸収も促進する。D_2（エルゴカルシフェロール）とD_3（コレカルシフェロール）がとくに強い活性を示す。肝油、シイタケなどに含まれる。

不足すると、くる病、骨軟化症が起きる。

過剰では、食欲不振、皮膚乾燥、筋緊張低下、口渇などがみられる。

iii）ビタミンE（トコフェロール）

抗酸化剤として働き、不飽和脂肪酸やビタミンAなどの二重結合をもつ化合物の酸化を防止する。植物油などに多い。

欠乏すると、不妊、筋ジストロフィなどを起こす。

iv）ビタミンK

ビタミンK_1（フィロキノン）、K_2（ファルノキノン）、K_3（メナジオン）がある。肝臓における血液凝固因子プロトロンビン（II）、VII、IX、X因子の合成に関与する。ビタミンK_1は緑色植物に含まれ、ビタミンK_2は消化管内の細菌によって合成される。

欠乏すると、出血傾向が起きる。

(5) 無機質

無機質はからだを構成する成分となる（表1-1）ほか、体液浸透圧、酸塩基平衡、水分平衡などの調節や生理活性物質の成分になるなど、種々の生理機能に重要な役割を果たしている。

体内にある無機質のうちCa、P、K、S、Na、Cl、Mgの7種が全体の60〜80％を占め、そのほかにFe、Cu、Mn、I、Co、Zn、Moなどの微量元素がある。これらを必須元素と呼び、不足したり過剰になるとさまざまな病態を発生する。

① カルシウム（Ca）

脂肪を除く体組織に約2％含まれる。カルシウムの約90％はリン酸化合物の形で骨と歯にある。残りは軟組織や体液中にイオンの形で存在し、血液凝固、筋収縮、酵素の活性化、体液の酸塩基平衡などに関与する。牛乳、チーズ、魚骨などに多

く含まれる。

欠乏すると，小児ではくる病，成人では骨軟化症になる。

② リン（P）

約85％がカルシウム塩とともに骨や歯にある。残りは細胞内や血液中にあり，核酸，リン脂質，ATPなど重要な化合物の構成要素となっている。リンは動植物を問わず食品に広く存在するが，吸収はカルシウム量に依存し，カルシウムとリンの比が1：1のときにもっともよく吸収される。

欠乏すると，小児ではくる病，成人では骨軟化症になる。

③ 鉄（Fe）

体内には4～5gある。その約60～70％はヘモグロビンやミオグロビンにヘム鉄として存在し，残りはフェリチンやヘモジデリンなど貯蔵鉄として肝，脾，骨髄などにある。ヘモグロビンやシトクロムなどヘム酵素の構成成分になっている。鉄は体内で再利用されるが，糞便や尿中へ毎日約10mg排出されるので，1日10mgは補充する。肉，魚，卵，豆類，穀物などに多く含まれる。

欠乏すると鉄欠乏性貧血を起こす。

④ マグネシウム（Mg）

約70％は骨や歯に存在し，残りは種々の酵素の成分になったり，補酵素として働いたりする。クロロフィルを含む緑色葉菜類に含まれる。

欠乏すると，吸収不全や下痢を起こす。

⑤ 亜鉛（Zn）

マグネシウムとほぼ同様の働きをする。

欠乏すると，生殖機能低下，発育停止，創傷治癒障害，味覚嗅覚の低下などが起こる。

⑥ ヨード（I）

体内には20～30mg含まれる。そのうちの約25％は甲状腺にあり，甲状腺ホルモンの構成成分になる。海藻に多く含まれる。

欠乏すると，小児ではクレチン病，成人では甲状腺腫，甲状腺機能低下，粘液水腫をきたす。

---

*5 ペラグラ
ニコチン酸の欠乏により，紅斑などの発疹，下痢，認知症，末梢神経障害などがみられる病態である。

*6 巨赤芽球性貧血
ビタミンB_{12}や葉酸の欠乏でDNAの合成が障害され，細胞の核の成熟が遅れて大球性貧血になる。しばしば白血球や血小板にも異常があらわれる。

*7 壊血病
ビタミンCの欠乏により，結合組織の生成が障害され，毛細血管が脆弱になって出血傾向を起こす病態である。歯肉出血，皮下出血などがみられる。

(6) 食事摂取基準

健康な個人または集団を対象として，国民の健康の維持および増進，エネルギーおよび栄養素の欠乏症の予防，さらに過剰摂取にともなう健康障害を予防することを目的に，厚生労働省によって「日本人の食事摂取基準（2005年版）」が提示されている。この基準では，エネルギーについては1種類（推定エネルギー必要量，表10-3），栄養素については5種類の指標（推定平均必要量，推奨量，目安量，目標量，上限量，表10-4）が設定されている。

4. 栄養と代謝に関わるホルモン

ホルモンは中間代謝にも種々の影響を与える。

1）膵臓のホルモン

膵臓からは消化酵素を含め膵液を分泌するが，膵液を分泌する外分泌部の腺房間に特殊な内分泌細胞群が散在しており，これをランゲルハンス島（膵島）という（図6-9）。ランゲルハンス島にはA（α），B（β），D（δ），Fの4種の細胞があり，それぞれグルカゴン，インスリン，ソマトスタチン，膵ポリペプチドを分泌する。

（1）インスリン

インスリンは21個のアミノ酸残基からなるA鎖と，30個のアミノ酸残基からなるB鎖が2カ所で－S－S－結合によって連結されたペプチドホルモンである（図6-10）。

インスリンの分泌は，血液中の糖質，アミノ酸，脂肪酸などの刺激を受け，調節される。また，ランゲルハンス島A細胞から分泌されるグルカゴンはインスリン放出を刺激し，D細胞から分泌されるソマトスタチンはインスリン放出を抑制する。副交感神経の迷走神経はインスリン放出を刺激し，交感神経は主にインスリン放出を抑制する。

インスリンは，グルコースの細胞内への取り込みと酸化を促進し，血糖値を減少させる。そしてグリコーゲン，タンパク質，脂肪の合成と貯蔵を促進する。

（2）グルカゴン

グルカゴンはランゲルハンス島A細胞から分泌されるアミノ酸29個からなるポリペプチドである。低血糖によって分泌が刺激され，高血糖で抑制される。

グルカゴンは，肝臓に貯蔵されたグリコーゲンの分解を促進し，アミノ酸からの糖新生を高めて，血糖値を上昇させる。また，脂肪組織では脂肪分解を促進し，遊離脂肪酸の放出を促進する。

（3）ソマトスタチン

ソマトスタチンはランゲルハンス島D細胞から分泌される分子量約1,640のペプチドである。

ソマトスタチンはランゲルハンス島のインスリン，グルカゴン，膵ポリペプチドの分泌を抑制し，消化管からの栄養素の吸収も抑制する。

なお，ソマトスタチンは成長ホルモン放出抑制ホルモン（SRIF）として視床下部からも分泌され，下垂体からの成長ホルモン分泌を抑制する。

（4）膵ポリペプチド

ランゲルハンス島F細胞から分泌される分子量約4,300のポリペプチドで，膵臓からの酵素分泌を抑制し，胆嚢を拡張する。

2）消化管ホルモン

消化管ホルモンは，食物の摂取と，その消化内容物の刺激を受けて，胃や小腸粘膜にある特殊な細胞から分泌されるホルモンあるいはホルモン様物質を総称したものである。

約20種類のペプチドが単離同定されており，消化管運動や消化液の分泌に影響を与える（表10-5）。

ガストリンの分泌は，胃にタンパク質性食物が入ると刺激される。ガストリンは胃体部壁細胞を

表10-3 推定エネルギー必要量（kcal／日）

身体活動レベル	男性 I	男性 II	男性 III	女性 I	女性 II	女性 III
0〜5（月） 母乳栄養児	—	600	—	—	550	—
人工乳栄養児	—	650	—	—	600	—
6〜11（月）	—	700	—	—	650	—
1〜2（歳）	—	1,050	—	—	950	—
3〜5（歳）	—	1,400	—	—	1,250	—
6〜7（歳）	—	1,650	—	—	1,450	—
8〜9（歳）	—	1,950	2,200	—	1,800	2,000
10〜11（歳）	—	2,300	2,550	—	2,150	2,400
12〜14（歳）	2,350	2,650	2,950	2,050	2,300	2,600
15〜17（歳）	2,350	2,750	3,150	1,900	2,200	2,550
18〜29（歳）	2,300	2,650	3,050	1,750	2,050	2,350
30〜49（歳）	2,250	2,650	3,050	1,700	2,000	2,300
50〜69（歳）	2,050	2,400	2,750	1,650	1,950	2,200
70以上（歳）*	1,600	1,850	2,100	1,350	1,555	1,750
妊婦 初期（付加量）				+50	+50	+50
妊婦 中期（付加量）				+250	+250	+250
妊婦 末期（付加量）				+500	+500	+500
授乳婦 （付加量）				+450	+450	+450

＊成人では，推定エネルギー必要量＝基礎代謝量（kcal／日）×身体レベルとして算定した。18歳〜69歳では，身体活動レベルはそれぞれ I ＝1.50，II ＝1.75，III ＝2.00としたが，70歳以上では，それぞれ I ＝1.30，II ＝1.50，III ＝1.70とした。50〜69歳と70歳以上で推定エネルギー必要量に乖離があるように見えるのはこの理由によるところが大きい。

表10-4 栄養素の設定指標

推定平均必要量（EAR）	特定の集団を対象として測定された必要量から，性・年齢階級別に日本人の必要量の平均値を推定した。当該性・年齢階級に属する人々の50％が必要量を満たすと推定される1日の摂取量である。
推奨量（RDA）	ある性・年齢階級に属する人々のほとんど（97〜98％）が1日の必要量を満たすと推定される1日の摂取量である。原則として，「推定平均必要量＋標準偏差の2倍（2SD）」とした。
目安量（DG）	推定平均必要量・推奨量を算定するのに十分な科学的根拠が得られない場合に，ある性・年齢階級に属する人々が，良好な栄養状態を維持するのに十分な量である。
目標量（DG）	生活習慣病の一次予防のために現在の日本人が当面の目標とすべき摂取量（または，その範囲）である。
上限量（UL）	ある性・年齢階級に属するほとんどすべての人々が，過剰摂取による健康障害を起こすことのない栄養素摂取量の最大限の量である。

表10-5 主な消化管ホルモン

消化管ホルモン	分泌細胞	分泌部位	分泌刺激	作用
ガストリン	G細胞	胃の幽門部 十二指腸	粘膜伸展 タンパク分解物 迷走神経刺激	塩酸分泌促進 胃運動促進
セクレチン	S細胞	上部小腸	小腸内の酸性内容物	水分・$NaHCO_3$に富む膵液分泌促進 胃液分泌の抑制
コレシストキニン （パンクレオチミン）	I細胞	上部小腸	小腸内の 脂肪・タンパク分解産物	胆嚢平滑筋を収縮し，胆汁の排出を促進 消化酵素に富む膵液分泌を促進
GIP （胃抑制ペプチド）	K細胞	上部小腸	小腸内の 脂肪・糖質・酸性内容物	胃液分泌抑制 胃運動抑制

刺激し，胃酸分泌を促すとともに胃運動を促進する。

ついで酸性のタンパク質消化産物が十二指腸に入ると，コレシストキニンとセクレチンが分泌される。コレシストキニンは十二指腸内に胆汁と膵酵素に富んだ膵液の分泌を促し，タンパク質や脂肪の消化を促進する。また，セクレチンは十二指腸内に膵液炭酸水素イオン分泌を促し，胃からの酸を中和する。

◆ 演習問題

問題1． 活動とエネルギーの組み合わせで誤りはどれか。
(a) 体内物質合成 ― 化学的エネルギー
(b) イオン能動輸送 ― 運動エネルギー
(c) 神経活動 ― 電気的エネルギー
(d) 体温維持 ― 熱エネルギー

問題2． リパーゼの基質はどれか。
(a) グリコゲン　　(b) セルロース　　(c) タンパク質
(d) デンプン　　(e) トリグリセリド

問題3． 小腸刷子縁に局在する膜消化酵素はどれか。
(a) アミラーゼ　　(b) カルボキシペプチダーゼ　　(c) キモトリプシン
(d) スクラーゼ　　(e) ペプシン

問題4． ビタミンB_1（サイアミン）の欠乏で発症するのはどれか。
(a) ウェルニッケ脳症　(b) 壊血病　　(c) 巨赤芽球性貧血
(d) 口角炎　　(e) ペラグラ

問題5． カルシウムの欠乏で起きるのはどれか。
(a) 悪性貧血　　(b) くる病　　(c) クレチン病
(d) 生殖機能低下　　(e) 味覚低下

問題6． 消化管ホルモンはどれか。
(a) インスリン　　(b) グルカゴン　　(c) セクレチン
(d) ソマトスタチン　　(e) トリプシン

◎解　答

問題1．(b) ▶ p.112参照
問題2．(e) ▶ p.114参照
問題3．(d) ▶ p.114参照
問題4．(a) ▶ p.117参照
問題5．(b) ▶ p.119参照
問題6．(c) ▶ p.122参照

【参考文献】
- 奈良信雄『エッセンシャル人体の構造・機能と疾病の成り立ち』医歯薬出版, 2003
- 奈良信雄『看護・栄養指導のための臨床検査ハンドブック 第4版』医歯薬出版, 2008
- 上代淑人監訳『ハーパー・生化学 第25版』丸善出版, 2001
- 鈴木 健『生化学』医歯薬出版, 2002
- 奥 恒行・高橋正侑編『生化学』南江堂, 1998
- 阿南功一・阿部喜代司『生化学』医歯薬出版, 2007
- 中野昭一編『図説・からだの仕組みと働き』医歯薬出版, 1999

index ■さくいん

α酸化　72
β酸化　41，70
ω酸化　72
ALT　86
AST　86
ATP　31，49
Ca　118
DNA　97，102
DNAの自己複製　106
Fe　119
G - 6 - P　49
HDL　67
HMG - CoAレダクターゼ　78
I　119
IDL　67
LDL　67
Mg　119
Michaelis - Menten　12
mRNA　104
P　119
pH依存性　11
RNA　97，103
rRNA　105
TCAサイクル　39，49
TG　24
tRNA　104
VLDL　67
Zn　119

あ

亜鉛　119
アシルグリセロール　23
アスコルビン酸　118
アスパラギン酸アミノトランスフェラーゼ　86
アセチルCoA　39，50
アデニン　97
アデノシン三リン酸　31

アポ酵素　10
アミノアシルtRNA　105
アミノ基　6，86
アミノ基転移酵素　86
アミノ基転移反応　86
アミノ酸　5，83
アミノ酸プール　84，86
アミラーゼ　45
アミロペクチン　20
アミロース　20
アラキドン酸　23
アラニンアミノトランスフェラーゼ　86
アルデヒド基　15
アルドース　15
アロステリック効果　12
アロステリック酵素　12，42
アンチセンス鎖　104
アンモニア　94
胃液　115
異化　32，111
鋳型鎖　104
イソマルターゼ　45
逸脱酵素　87
遺伝暗号　104
遺伝子　102
遺伝子操作　108
遺伝子の発現　108
インスリン　120
ウラシル　99
ウロン酸経路　61
運動エネルギー　112
エイコサノイド　80
エネルギー　31，111
エネルギー産生量　116
エネルギー代謝　111，116
エムデン-マイヤーホフ経路　40，49
エラスターゼ　83

塩基対　102
エンハンサー　108
オキシゲナーゼ　35
オキシダーゼ　34
オリゴペプチド　8
オルニチンサイクル　88
温度依存性　12

か

解糖系　40，49
カイロミクロン　63
化学的エネルギー　111
化学浸透圧説　36
可逆反応　42
核酸　97
核タンパク質　8，100
活性酸素　35
果糖　18
ガラクトース　18，61
ガラクトシルセラミド　27
カルシウム　118
カルシフェロール　118
カルニチンサイクル　71
カルボキシペプチダーゼ　83
カルボキシル基　6
ガングリオシド　27
還元　32
基質　10
基質特異性　11
基礎代謝　116
拮抗阻害　12
キモトリプシン　83
吸エルゴン反応　31，32
球状タンパク質　8
キロミクロン　63
金属タンパク質　8
グアニン　97
クエン酸回路　39，49

グリコゲン　20，40，57
グリコサミノグリカン　20
グリコシド結合　15
グリセリド　23
グリセリン　23
グリセロリン脂質　24，75
グリセロール　23，63
グリセロールキナーゼ　75
グルカゴン　120
グルクロン酸　61
グルコース　18，53，54
グルコース-6-リン酸　49
グルコース-アラニン経路　54
クレアチニン　93
クレアチン　93
クレブス回路　39，49
クロモソーム　102
血糖値　54
ケトアシドーシス　73
ケトース　15
ケト原性アミノ酸　89
ケトン基　15
ケトン体　72
ケファリン　24
嫌気的解糖　49
高エネルギーリン酸化合物　32
構成元素　1
酵素　5，10
構造遺伝子　108
抗動脈硬化作用　69
高比重リポタンパク質　67
コード鎖　104
呼吸鎖　35，40
五炭糖リン酸経路　52
コドン　104
コバラミン　118
コリ回路　54
コレステロール　27，78
コンドロイチン硫酸　21

さ

サイアミン　117
サイレンサー　108

作動遺伝子　108
酸化　32
酸化還元酵素　32
酸化還元反応　32
酸化酵素　34
酸化的リン酸化反応　35
酸素添加酵素　35
色素タンパク質　8
脂質　15，63，113，117
シトクロム　36
シトシン　99
脂肪　23
脂肪酸　27，63，69
自由エネルギー　31，32
消化管ホルモン　120
消化酵素　114
少糖類　18
食事摂取基準　120
ショ糖　19
膵液　115
推定エネルギー必要量　116
膵ポリペプチド　120
睡眠代謝　116
スクラーゼ　45
スクロース　19
ステアリン酸　22
ステロイド　27
ステロイドホルモン　29
スフィンゴリン脂質　25，77
生体エネルギー　111
生体エネルギー学　31
生体成分　1
生体分子　2
生理活性ペプチド　8
セファリン　24
セラミド　25
セルロース　20
セレブロシド　27
線維状タンパク質　8
染色体　102
センス鎖　104
相補的結合　102
ソマトスタチン　120

た

代謝　32，111
大腸液　115
唾液　114
脱共役剤　36
脱水縮合　15
脱水素酵素　34
多糖類　15，20
胆汁　79，115
胆汁酸　29，79
胆汁色素　92
単純脂質　23
単純タンパク質　8
単糖類　15
タンパク質　5，83，114，116
タンパク質の合成　84
タンパク質の分解　84
窒素出納　84
チミン　99
チモーゲン　12
中間代謝　39，111
中間比重リポタンパク質　67
中性脂肪　63
腸液　115
腸肝循環　79
調節遺伝　108
超低比重リポタンパク質　67
低比重リポタンパク質　67
デオキシリボ核酸　97
デオキシリボヌクレオチド　100
鉄　119
テルペン類　29
転移RNA　104
電気的エネルギー　112
電子伝達系　35，40
転写　104
デンプン　20
同化　32，111
糖原性アミノ酸　89
糖脂質　25，77
糖質　15，113，116
糖新生　40，53

糖タンパク質　8
動脈硬化　67
特異動的代謝　116
トコフェロール　118
トリグリセリド　23，24，63，73，74
トリプシン　83
トロンボキサン　80

な

ナイアシン　117
ニコチン酸　117
二重らせん構造　104
乳酸　54
乳酸回路　54
乳糖　19
尿素回路　88
ヌクレオシド　99
ヌクレオチド　97，99
熱エネルギー　112

は

麦芽糖　19
発エルゴン反応　31，32
パルミチン酸　22
ヒアルロン酸　21
非拮抗阻害　12
ビタミンA　118
ビタミンB_1　117
ビタミンB_2　117
ビタミンB_6　117
ビタミンB_{12}　118
ビタミンC　118
ビタミンD　118
ビタミンE　118
ビタミンK　118
非タンパク性窒素　94
必須アミノ酸　86，90
必須元素　118
必須脂肪酸　23
ヒドロゲナーゼ　34
ヒドロペルオキシダーゼ　34
非必須アミノ酸　86，90

非平衡反応　41
ピリミジン塩基　97
微量元素　118
ピルビン酸　50
フェニルケトン尿症　93
複合脂質　24
複合タンパク質　8
複合糖質　21
プテロイルグルタミン酸　118
ブドウ糖　18
不飽和脂肪酸　22，70，72
プリン塩基　97
フルクトース　18，59
プロスタグランジン　80
プロスタサイクリン　80
プロモーター領域　108
平衡反応　41，42
ヘキソースリン酸分路　52
ヘパリン　21
ペプシン　83
ペプチド　5
ペプチド結合　6
ヘム　90
ペントースリン酸経路　52
飽和脂肪酸　22，69
補酵素　10
ホスファチジルイノシトール　25
ホスファチジルエタノールアミン　24
ホスファチジルコリン　24
ホスファチジルセリン　24
ホモシスチン尿症　93
ポリヌクレオチド　97，100
ポリペプチド　8
ポルフィリン　90
ホロ酵素　10
翻訳　105

ま

マグネシウム　119
マス・スクリーニング検査　93
マルターゼ　45
マルトース　19
マンノース　18

ミカエリス・メンテン　12
ミカエリス・メンテン型酵素　42
ミトコンドリア　35，36
ムコ多糖類　20
メープルシロップ尿症　93
メッセンジャーRNA　104

や

誘導脂質　27
葉酸　118
ヨード　119

ら

ラクターゼ　47
ラクトース　19
リノール酸　23
リノレン酸　23
リパーゼ　63
リボ核酸　97
リボ核酸ポリメラーゼ　106
リボソーム　105
リボソームRNA　105
リポタンパク質　8，65
リボヌクレオチド　100
リボフラビン　117
両性電解質　6
リン　119
リン脂質　24，75
レシチン　24
レチノール　118
ロイコトリエン　80
ろう　24
労作時の代謝　116

わ

ワックス　24

生化学

2008年4月20日　第一版第1刷発行

著　者　奈良信雄
発行者　宇野文博
発行所　株式会社 同文書院
　　　　〒112-0002　東京都文京区小石川5-24-3
　　　　TEL（03）3812-7777
　　　　FAX（03）3812-7792
　　　　振替　00100-4-1316
印刷・製本　中央精版印刷株式会社

ⓒNobuo Nara, 2008
Printed in Japan　ISBN978-4-8103-1356-7

●乱丁・落丁本はお取り替えいたします